データヘルス ハンドブックシリーズ2

医療―行政連携ハンドブック

～糖尿病透析予防指導管理料算定を中心に～

患者データ、投薬トリアージ、療養・栄養指導のツールから、院内ワークフロー、在宅指導の院外連携まで
――糖尿病透析予防のアウトカムに必要な業務ノウハウを体系化　透析導入阻止事例、多数収載！

編著
平井愛山
日本慢性疾患重症化予防学会代表理事

松本　洋
株式会社日本医療企画

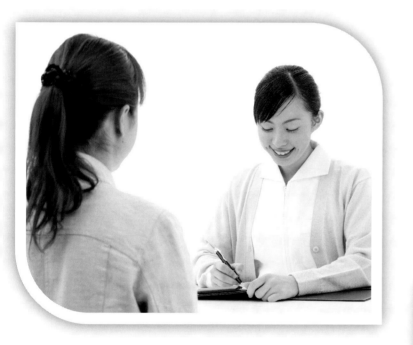

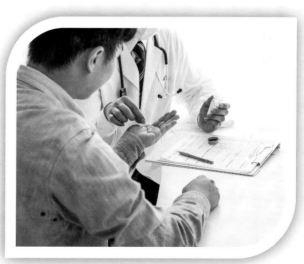

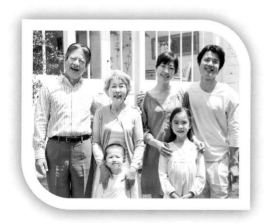

はじめに——透析予防のアウトカムを出すために

　糖尿病は、がん・脳卒中・心筋梗塞に続いて2007（平成19）年に、医療法により医療計画制度の下で、地域ごとに医療連携体制構築を求められる4番目の疾患として指定されました。

　更に、2013（平成25）年に全部改正された「健康日本21」（第2次）において、生活習慣病の"重症化予防"（特に糖尿病性腎症の新規透析導入患者数の減少）が記され、同年「日本再興戦略」に『データヘルス』と『糖尿病性腎症患者の透析予防』が記されたことにより、糖尿病性腎症患者の透析予防はいわば国家戦略として位置付けられました。

　これにより、すべての市町村行政（国保課、保健センター等）は、「データヘルスによる医療と連携した糖尿病性腎症の透析阻止」のため、糖尿病患者に対しハイリスクアプローチ（2次予防・3次予防）を行うことが求められています。

　この方針に対応する医療側の動向として、2012（平成24）年度診療報酬改定で「糖尿病透析予防指導管理料」が新設されました。同診療報酬は、糖尿病性腎症発症後（2～4期）の患者を透析（5期）に至らせないためのチーム医療を求めていますが、治療方法も指導内容・時間も記されておらず、多くの病院で同診療報酬算定開始にあたり戸惑いの声が聴かれました。このため2013（平成25）年2月、糖尿病患者のなかで腎症を併発した少しでも多くの患者に「糖尿病透析予防指導管理」を行うためのノウハウをまとめた『糖尿病透析予防指導管理料算定ハンドブック』を上梓いたしましたところ、幸い医療関係者の皆様にご好評を得、診療報酬関係書籍としては異例ながら発刊後3年を経ても未だ継続的にご注文をいただいております。

　同診療報酬算定開始後3年以上を経過し、「糖尿病透析予防指導管理」に取り組まれた多くの病院の中から従来の治療方法では困難だった糖尿病性腎症3期における透析阻止の症例が出てまいりました。

また、生活習慣病の重症化防止には、適切な治療に加え、生活習慣の改善が不可欠ですが、糖尿病性腎症の患者の多くは高齢者で通常の療養指導・栄養指導では生活習慣改変の行動変容ができず治療効果が発揮されないケースが多いといった実態も明らかになってきています。

　今般、糖尿病性腎症2・3期のそれぞれにおいて進展防止アウトカムを出すための最新知見、看護師による療養指導と管理栄養士による栄養指導のアウトカム、行動変容が困難な患者群の抽出手法等を加え、新たなハンドブックを上梓することとなりました。

　地域においては、少子高齢化の進行により、ヘルスケア分野の人的・財政的制約がますます厳しくなってきています。現在、全市町村は、地域のヘルスケア資源を総動員し最適配分することを目的とした地域医療計画の策定を課せられており、その最重要テーマが糖尿病性腎症の透析予防です。地域総ぐるみ（医療−行政連携の取り組み）は、地域における医療・行政・患者の状況がさまざまであることから、各地域それぞれの事情に合わせた構築とならざるをえませんが、本ハンドブックが、それぞれの地域において、糖尿病性腎症の透析阻止に取り組まれる医療者の皆様、地域ぐるみで糖尿病性腎症の透析予防に取り組まれる皆様のご参考になれば幸いです。

　本ハンドブック記載の症例・事例は、ここ数年間、平井・松本が支援してきた病院・地域の事例であり、現在も全国各地で支援を継続しております。本書内容や平井・松本の支援活動に関する照会・相談については、ご遠慮なく下記宛までご連絡ください。

TEL：03-3256-2862　　http://www.jmp.co.jp/rompas/
E-mail：healthcare-sd-order@jmp.co.jp

松本　洋（株式会社日本医療企画）

データヘルス ハンドブックシリーズ2

医療―行政連携ハンドブック
～糖尿病透析予防指導管理料算定を中心に～

◆目次

はじめに――透析予防のアウトカムを出すために……………………………………… ii

第1章　糖尿病性腎症進行阻止の動向

1　糖尿病腎症進展阻止指導の方向性……………………………………………………… 2
2　腎機能は回復しないが、進行を遅らせることはできる……………………………… 2
3　糖尿病予防指導管理のポイントをどこに置くか？…………………………………… 4
4　ARBは塩分摂取量を抑制しなければ投与の効果が出ない ………………………… 4
5　「エネルギー・HbA1c中心の指導」から「減塩・血圧正常化の指導」へ ……… 5

第2章　東金病院における糖尿病透析予防指導の実際

1　「疾病管理MAP」を使った糖尿病性腎症患者への指導介入を開始 ……………… 8
2　2期以降患者の約6割の指導介入を実現 …………………………………………… 10
3　多職種協働によるツール、ワークフローづくり…………………………………… 10
4　糖尿病透析予防管理用ツールの紹介………………………………………………… 11
5　糖尿病透析予防指導実践のコツ……………………………………………………… 16

第3章 糖尿病性腎症2期の重症化予防を見る

1　腎症2期の透析予防指導管理の臨床評価解析……………………………… 20
2　腎症2期患者への「350点介入」の有無による評価 ……………………… 20
3　「350点介入」による減塩指導のHbA1cと血圧の変動評価 …………… 21
4　「350点介入」による尿中アルブミンの変化 ……………………………… 24
5　糖尿病透析予防指導の成果………………………………………………… 25
6　減塩は血圧改善・降圧剤の減量とともに腎症進展防止の切り札………… 25

第4章 糖尿病性腎症3期以降の進展阻止療法の最新知見

第1節　インクレチン製剤の動向
1　合併症進展阻止のための新薬剤開発……………………………………… 28
2　インクレチン製剤への期待が高まっている……………………………… 28
3　GLP-1の多面的作用について ……………………………………………… 28
4　GLP-1受容体作動薬の作用機序と分子機構について …………………… 29

第2節　GLP-1受容体作動薬「リラグルチド」の概要と投薬効果
1　患者への投与可能なリラグルチド………………………………………… 34
2　緩やかな吸収と作用の持続性を実現したリラグルチドの構造………… 34
3　東金病院通院の糖尿病性腎症患者にリラグルチドを投与……………… 36
4　リラグルチド投与により糖尿病性腎症患者の尿蛋白を改善…………… 36

◆目次

第3節　GLP-1治療薬のΔeGFR数値改善

1　eGFRの低下が透析導入の指標に……………………………………………… 38
2　透析導入の予測、治療アウトカム判定に有効な「ΔeGFR」……………… 39
3　インクレチンの腎保護・腎機能改善作用……………………………………… 39
4　リラグルチド投与によるeGFRの改善 ……………………………………… 41
5　東金病院における糖尿病透析予防指導の成果………………………………… 41
6　アウトカムにつながる糖尿病透析予防の施策………………………………… 42

第5章　各職種におけるアウトカムの検証

1　腎症2期、3期どこから手を付けるか ………………………………………… 46
2　腎症2期はアルブミンの上昇阻止、3期はeGFR下落阻止 ………………… 46
3　腎症3期以降の進展防止にΔeGFRを指標とする …………………………… 46
4　ΔeGFRを使った透析導入阻止、取り組みの実際 …………………………… 50
5　看護師の指導とそのアウトカム………………………………………………… 50
6　「減塩」「絵」「頻回」がアウトカムのキーワード …………………………… 55
7　「待合室の栄養士」を患者は大いに評価 ……………………………………… 57
8　より患者に寄り添った指導・介入が可能に…………………………………… 58
9　臨床アウトカムの阻害要因への対応…………………………………………… 61
10　味蕾の塩分感受性をテストして腎症進展の効率化を図る…………………… 62
11　腎症進展阻止の新たなワークフロー案………………………………………… 63
12　推定塩分摂取量と塩分味覚感受性から患者群を分類する…………………… 64
13　病院と地域の保健師が一体となって重症化防止を…………………………… 66
14　ケーススタディ：行政―医療連携のアウトカム
　　埼玉県秩父郡皆野町の事例から病院と地域が一体となって
　　糖尿病性腎症の重症化防止に取り組む………………………………………… 68

◆コラム――治療薬と減塩の関係…………………………………………………… 67
◆付録――お役立ちページ…………………………………………………………… 69

第1章

糖尿病性腎症進行阻止の動向

糖尿病性腎症の進行による人工透析患者の増加をいかに抑制できるか医療現場においても喫緊の課題となっています。国でも「糖尿病透析予防指導管理料」を導入するなど、医療、医療経済性の面から取り組みを開始しています。医療の現場でも「減塩・血圧正常化」を指導の中心に据える治療方針に重点が移されてきています。

第1章 糖尿病性腎症進行阻止の動向

1 糖尿病腎症進展阻止指導の方向性

　最近、糖尿病性腎症による透析患者の増加がクローズアップされています。

　わが国の糖尿病と糖尿病予備軍の合計推計数は2012（平成24）年度の厚生労働省の調査では2,050万人、国民の5人に1人が該当するとされています。そうした中、糖尿病の重症化によって透析導入に至った患者数が増加傾向にあることが明らかになっています。

　2000（平成12）年あたりから慢性腎症による糸球体腎炎などによる透析よりも、糖尿病性腎症による透析が過半数を占めるようになり、2012年末には約30万9,000人を数えています。

　このことは、糖尿病治療のミッションが血糖コントロールだけでは十分ではなく、糖尿病による腎症などの合併症阻止が重要なミッションに変わってきたことを示しています。

2 腎機能は回復しないが、進行を遅らせることはできる

　糖尿病性腎症は、糖尿病から微量アルブミン尿が出る段階、持続的にたんぱく尿が出る段階、透析が必要な段階など、病状が進展するに従ってステージが上がっていきます。

　日本腎臓学会の「CKD（慢性腎臓病）診療ガイド2012」の重症度分類では、GFR（糸球体濾過量）によって1期（G1）〜5期（G5）に分類されています（**図表1**）。特に腎症3期になると腎症2期に戻るのが難しいとされています。しかし、腎機能は回復しなくとも、その進行を遅らせることはできます。

　図表2は、たんぱく尿が3.5、eGFR区分3ｂの患者が、治療をしない場合と、治療をした場合の透析導入時期の違いを表したものです。治療をしなかった患者は5年後には透析導入に至りますが、治療を開始した患者の場合は、透析導入は10年後にまで遅らせることができることを示しています。

　透析導入を阻止し糖尿病性腎症の進展を遅らせるには、適切な治療が重要であることがわかります。

2 腎機能は回復しないが、進行を遅らせることはできる

原疾患	たんぱく尿区分		A1	A2	A3
糖尿病	尿アルブミン定量 (mg/日) 尿アルブミン/Cr 比 (mg/gCr)		正常	微量アルブミン尿	顕性アルブミン尿
			30未満	30〜299	300以上
高血圧 腎炎 多発性嚢胞腎 移植腎 不明 その他	尿たんぱく定量 (g/日) 尿たんぱく/Cr 比 (g/gCr)		正常	軽度たんぱく尿	高度たんぱく尿
			0.15未満	0.15〜0.49	0.50以上
GFR区分 (mL/分/ 1.73m²)	G1	正常または高値	≧90		
	G2	正常または軽度低下	60〜89		
	G3a	軽度〜中等度低下	45〜59		
	G3b	中等度〜高度低下	30〜44		
	G4	高度低下	15〜29		
	G5	末期腎不全 (ESKD)	<15		

重症度は原疾患・GFR区分・たんぱく尿区分を合わせたステージにより評価する。CKDの重症度は死亡、末期腎不全、心血管死亡発症のリスクを緑■のステージを基準に、黄■、オレンジ■、赤■の順にステージが上昇するほどリスクは上昇する。

図表1 CKDの重症度分類

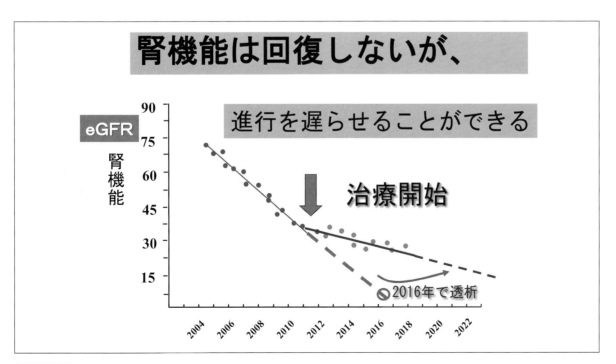

図表2 腎症の治療の有無

3 糖尿病予防指導管理のポイントをどこに置くか？

　2012（平成24）年度の診療報酬改定から新たに診療報酬350点の「糖尿病透析予防指導管理料」が導入されました。

　糖尿病透析予防指導管理料は、このように透析患者数が増加している中で、外来糖尿病患者であって糖尿病性腎症2期以上の患者に対して、医師、看護師、保健師、管理栄養士などが連携して透析予防のための医学管理を行ない、その指導管理を評価して、350点の診療報酬を付けるものです。

　この透析予防の指導にあたって、どこにポイントを置くかが問われています。指導の方向性として考えられるのは「エネルギー・HbA1c中心の指導」か「減塩・血圧正常化の指導」かの2つです。

4 ARBは塩分摂取量を抑制しなければ投与の効果が出ない

　腎症2期での投薬として近年注目されている薬にARB（アンジオテンシンⅡ受容体拮抗薬）があります。この薬は腎臓の薬でも糖尿病の薬でもなく、血圧を下げる降圧剤ですが、ARBには腎保護作用があることがわかってきたのです。

　ところが、このARBの腎保護作用は減塩することが必要であり、塩分を過剰に摂取した場合、腎保護作用を消失させてしまうのです。**図表3**は、392名の糖尿病性腎症2期の患者を塩分摂取量が低い患者群と、高い患者群に分け、ARBの効果を表したものです。

　塩分摂取量が低い患者群においては、ARBの投与後6カ月以降あたりからその効果が現れ始め、30カ月するとeGFRの数値がマイナス約4ポイントの差となって表れています。

　ところが、塩分摂取量が高い患者群においては、eGFRの数値は改善されることなく、塩分過剰によってARBの腎保護作用が消失してしまうことを示しています。

　つまり、ARB投与中の糖尿病性腎症2期の患者においては、塩分の過剰摂取を改善することが腎症進展阻止に極めて重要であることが示されています。

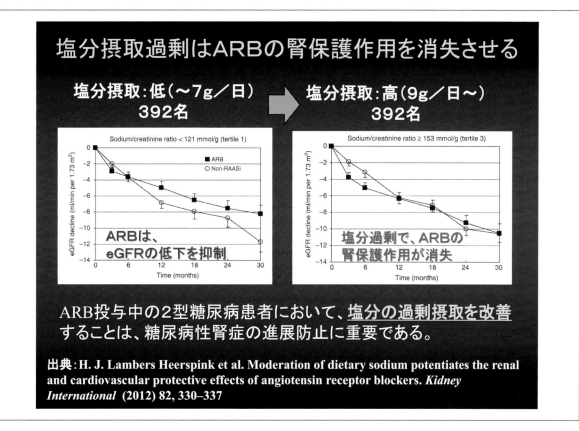

図表3 塩分抑制効果とARB

5 「エネルギー・HbA1c中心の指導」から「減塩・血圧正常化の指導」へ

　このようなARBの血圧降下剤としての効果と投与効果が減塩患者だけに見られることから、更には糖尿病における腎症の重症化は塩分の過剰摂取が要因であることを示唆する研究も出ており、糖尿病透析予防管理指導の方向性は、「エネルギー・HbA1c中心の指導」から「減塩・血圧正常化の指導」へと切り替えていくことが求められていると言えます。

第2章

東金病院における糖尿病透析予防指導の実際

千葉県立東金病院*では、糖尿病透析予防のために独自の取り組みをスタートさせています。腎症患者の層別化のための「疾病管理MAP」、職種横断的な疾病管理体制の構築とワークフローづくり、啓発用パンフレット、健康レシピづくりなどを通じて、糖尿病性腎症進展阻止に挑戦しています。

*千葉県立東金病院は、県立病院統廃合により、2014年3月に千葉県循環器病センターと統合されました。

1 「疾病管理MAP」を使った糖尿病性腎症患者への指導介入を開始

　千葉県立東金病院では、糖尿病性腎症患者の層別化を構築するツールとして「疾病管理MAP」を導入しました。この「疾病管理MAP」は「メイン検査項目」で「HbA1c」「eGFR」「U-Alb」「U-P」などを選択し、チェックを入れると、患者の数値を一覧表で検出することができます（**図表4**）。

　このツールを使えば、自分の病院に腎症2期、3期の患者が何人いるかなどが層別抽出することができ、何人に「糖尿病透析予防指導管理料　350点」の指導が必要かも見えてきます。

　「疾病管理MAP」の非常に重要な点は、「HbA1c」「eGFR」「U-Alb」「U-P」のわずか4項目で全患者の層別化が可能であることです（**図表5**）。これは、データベースをつくる際に、糖尿病性腎症では血液検査でHbA1cとeGFRの2項目を、尿検査でアルブミンと尿たんぱくの2項目を測定することにより、1,000人単位の患者を層別化することができ、最少のデータセットで最大限の介入効果を得ることができます。

　東金病院では2012（平成24）年4月から、糖尿病透析予防指導を開始しました。指導に当たっては、同病院の患者の腎症ステージを、先に述べた「疾病管理MAP」によって判定した結果、腎症1期が872名、腎症2期以降が797名となりました。

　この結果を受け、対象患者797名の指導介入を目指した取り組みが行なわれました（**図表6**）。

　「疾病管理MAP」は、協和発酵キリン株式会社より「疾患管理テンプレート」として提供されています。このフォーマットを使えば、省力的に患者群の層別化を図ることができます（詳細は69ページ「【付録】お役立ちページ」参照）。

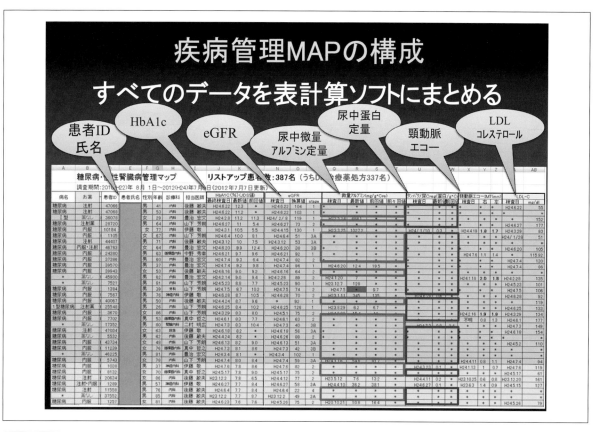

図表4 疾病管理MAP

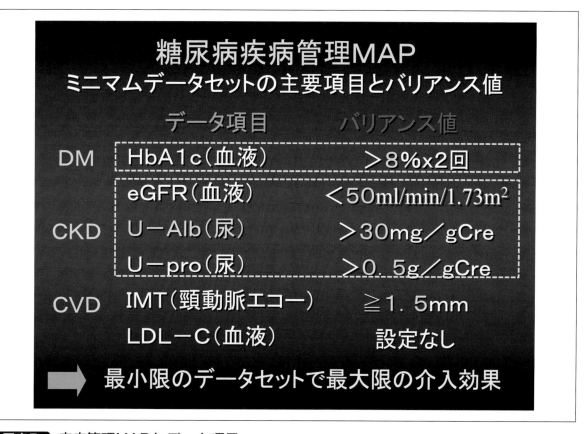

図表5 疾病管理MAPとデータ項目

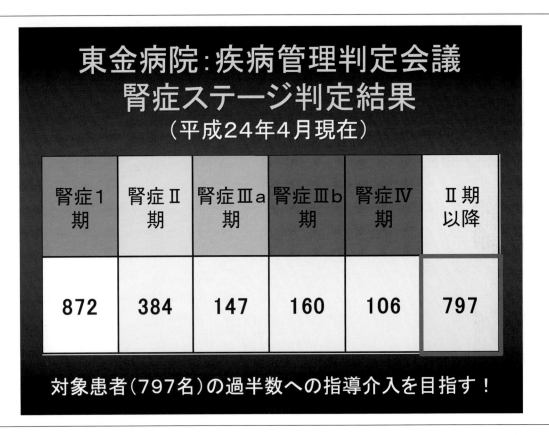

図表6 東金病院腎症ステージ判定結果

2 | 2期以降患者の約6割の指導介入を実現

　図表7は東金病院が2012（平成24）年4月～2013（平成25）年12月まで行なった腎症2期以降の患者に対する糖尿病性腎症透析予防指導の推移とその成果をまとめたものです。このプログラムで実際に指導介入できたのは、2～3期の対象患者797名の約6割に当たる501名、平均指導回数は4.6回となっています。

3 | 多職種協働によるツール、ワークフローづくり

　東金病院では、糖尿病透析予防指導管理にあたって減塩の実践、血圧管理中心の指導を積極的に推進しました。
　そのために東金病院では組織横断的な疾病管理体制を敷き、月2回の「疾病管理判定会議」を開催、疾病管理・地域連携室長、院長、内科部長、各部門長などの各職種トップクラスのメンバーが医療現場の課題を検討するシステムをつくりました。東金病院の透析予

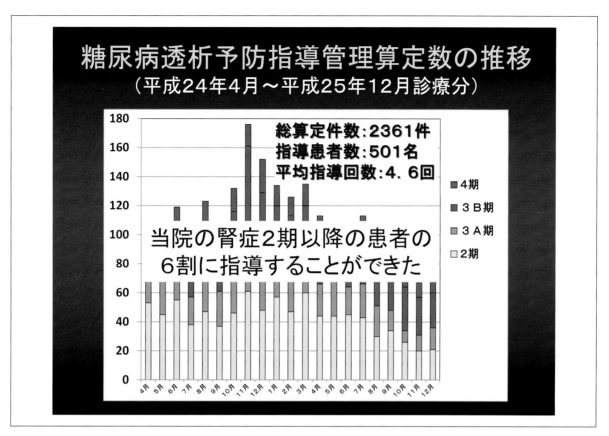

図表7 東金病院の指導・介入患者数

防指導の大きな特徴は、このように多くの職種が集まって協働でワークフローや指導管理用のツールをつくることです。

同病院では外来で訪れた糖尿病患者指導のための「透析予防指導ワークフロー」を作成、そのワークフローに従って透析予防指導が進められています。まず診察前に血圧、体重測定を実施、その数値をクラークが「糖尿病透析予防指導箋」（以下「指導箋」）に記入、医師が患者を診断し、指導箋を発行します。クラークは指導箋が発行されると管理栄養士と看護師に連絡、栄養士と看護師は栄養指導、療養指導を行なってその内容を指導箋に記入し、クラークに戻します（**図表8**）。

4 糖尿病透析予防管理用ツールの紹介

この「透析予防指導ワークフロー」は、多職種協働のグループワークで作成した「糖尿病透析予防指導管理用ツール」と連動させながら、実際の治療、栄養指導、療養指導などに活かされていきます。

ツールとしては以下のようなものがつくられています。

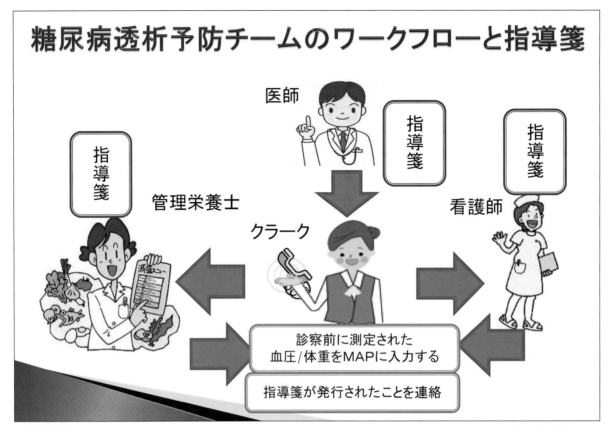

図表8　糖尿病透析予防チームのワークフロー

◆DM腎症分類表

「DM腎症分類表」は、「糖尿病透析予防指導管理料算定」に当たって、「CDK診療ガイド2012」（**図表1**参照）をもとに、東金病院がオリジナルに作成した腎症の病状の程度を理解する基本的かつ必須ツールです。医師、看護師、栄養士など透析予防診療チームが使うだけでなく、患者自身が自分の腎症ステージを知るための重要なツールとなっています（**図表9**）。

◆糖尿病透析予防指導箋

患者の身長、体重、血圧、eGFR、血糖、たんぱく、アルブミンなどの基礎データ、栄養指導指示として「レシピ指導」「面談指導」、療養指導として「ステージ指導」「血圧管理指導」などの項目が設けられていて、「DM腎症分類表」と照合しながら腎症の症状を理解しようとするものです（**図表10**）。

◆糖尿病性腎症啓発用パンフレット

東金病院では、糖尿病性腎症の指導管理に当たって「賢い患者さんをつくる」ことをコンセプトとしています。それを実践するためのツールが啓発用パンフレットです。

「腎症についての基本的な知識を誰でも理解できるようにわかりやすく伝える」ことを

目的に作成されたもので、大きな文字と豊富なイラストで構成され、「DM腎症分類表」と照らし合わせていくと、患者が自分の腎症ステージを理解できるようにできています（**図表11**）。

◆栄養指導減塩レシピ

糖尿病性腎症2期、3期の患者のための栄養指導レシピで、ステージに対応したレシピが用意されています（**図表12**）。

◆あいうえお塩分表

東金病院の栄養士が作成した塩分表で、よく食べる食品の「塩分1gに相当する量」を食品の写真とともに「あいうえお順」に一覧表にしたものです。たとえば、「あ」では「鯵の干物」は「小さめのものが1枚」（60g）が塩分1gに相当することがわかるような表になっています（**図表13**）。

東金病院のDM腎症分類表

			たんぱく尿区分		
			正常	微量アルブミン尿	顕性アルブミン尿
	尿アルブミン定量（mg/日）尿アルブミン/Cr比（mg/gCr）		30未満	30〜299	300以上
			正常	軽度たんぱく尿	高度たんぱく尿
	尿たんぱく定量（g/日）尿たんぱく/Cr比（g/gCr）		0.15未満	0.15〜0.49	0.50以上
eGFR区分（mL/分/1.73m²）	正常または高値	≧90	1	2	3a
	軽度低下	60〜89	1	2	3a
	軽度〜中等度低下	45〜59	2	3a	3b
	中等度〜高度低下	30〜44	3b	3b	3b
	高度低下	15〜29	4	4	4
	腎不全	<15	4	4	4

図表9 東金病院作成による「DM腎症分類表」

第2章 東金病院における糖尿病透析予防指導の実際

```
                                    糖尿病透析予防指導箋
                              平成    年   月   日
                                    千葉県立東金病院
                                    0475-54-1531
```

身長	cm	体重	kg	BMI		標準体重	kg
血圧	（病院・家庭）	/	mmHg	eGFR		ml/min/1.73m²	
HbA1c(NGSP)			%	血糖			mg/dl
尿たんぱく			g/g・Cr	尿中アルブミン			mg/g・Cr

糖尿病性腎症　　□1期　□2期　□3a期　□3b期　□4期　□5期

- 治療内容　　　□インスリン　□GLP-1アナログ　□経口血糖降下薬　□ACEI/ARB
- 栄養指導指示　□レシピ指導　　　　　　□面談指導
  　　　　　　　□エネルギー量＿＿＿＿kcal　□塩分制限（6g未満）　□たんぱく制限＿＿g　□K制限
- 療養指導指示　□ステージ指導　□血糖管理指導　□血圧管理指導　□生活指導
  　　　　　　　□体重管理指導
- 服薬指導指示　□服薬確認　　　　□残薬確認

　　　　　　　　　　　　　　　　　　　　医師氏名＿＿＿＿＿＿＿＿＿＿

- 服薬指導
- □服薬確認
- □残薬確認

　　　　　　　　　　　　　　　　　　　　薬剤師氏名＿＿＿＿＿＿＿＿＿＿

- 栄養指導
- □レシピ指導
- □面談指導
  - ○エネルギー指導
  - ○塩分指導
  - ○たんぱく質指導
  - ○カリウム指導

　　　　　　　◎　　　　○　　　　△
エネルギー ├──┼──┼──┤
塩分　　　 ├──┼──┼──┤
たんぱく質 ├──┼──┼──┤
カリウム　 ├──┼──┼──┤

　　　　　　　　　　　　　　　　　　　　管理栄養士氏名＿＿＿＿＿＿＿＿＿＿

- 療養指導
- □ステージ指導
  - ○腎症パンフレット指導
- □血糖管理指導
  - ○SMBG指導
- □血圧管理指導
  - ○血圧手帳指導
- □生活指導
  - ○塩分制限指導
  - ○服薬コンプライアンス
  - ○インスリン手技指導
- □体重管理指導
  - ○測定指導

　　　　　　　　　　　　　　　　　　　　看護師氏名＿＿＿＿＿＿＿＿＿＿

図表10 東金病院の糖尿病透析予防指導箋

4 糖尿病透析予防管理用ツールの紹介

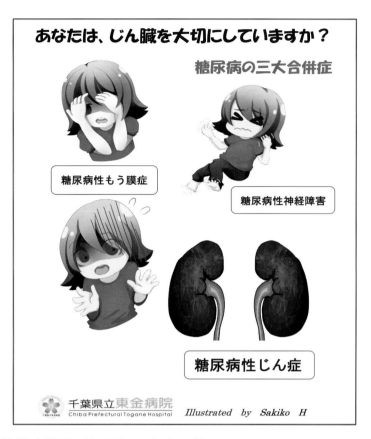

図表11 糖尿病性腎症啓発パンフレットの一部

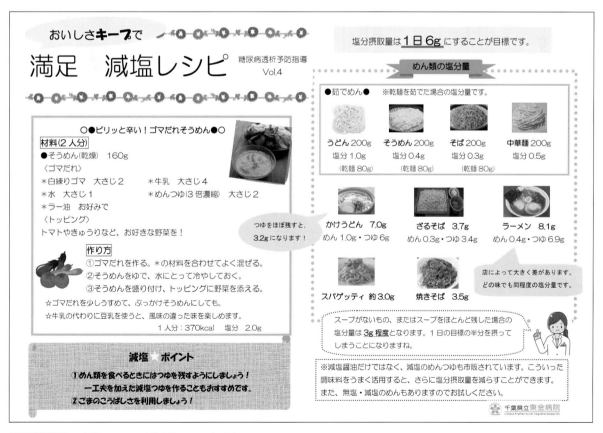

図表12 減塩レシピ指導用の資料

第2章 東金病院における糖尿病透析予防指導の実際

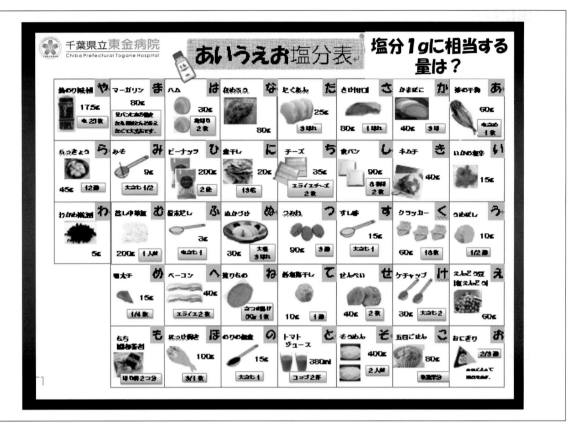

図表13 代表的な食品の塩分1gに相当する量をまとめた「あいうえお塩分表」

5 糖尿病透析予防指導実践のコツ

　糖尿病透析予防指導の実践に当たっては、より効率的、効果的な指導方法を導入して、最大限のアウトカムに結び付けていくことが重要です。以下の3点は、東金病院が実際の指導の中で、より効果的、効率的な指導法として挙げているものです。

◆絵を使った指導
　糖尿病性腎症の患者の指導に当たっては、腎症とは何か、自分が腎症のどんなステージいるのか、どのような生活習慣、治療が必要なのかなど、基本的で重要な知識を身につけさせることが大切です。そのためには、そうした知識をできるだけわかりやすく伝えるために、イラストなどの絵を使った啓発ツールを用意するとよいでしょう。
　図表14は、「あなたの腎臓をまもるために」をテーマにした栄養指導用パンフレットの一部です。どんなものを食べたらよいのか、絵と文字によって誰もが理解できるように作成されています。

5　糖尿病透析予防指導実践のコツ

◆減塩に絞った指導を

先に述べたように、腎症2期に有効とされるARB（アンジオテンシンⅡ受容体拮抗薬）は、塩分を過剰に摂取した場合、腎保護作用を消失させてしまうため、減塩することが必要であることがわかってきました。つまり、いかに腎保護作用のある薬を投与しても、減塩をしない限りその効果が期待できず、腎症の進展を予防できないなら、「減塩に絞った指導」を行なうことが求められていると言えます。

◆短時間頻回での介入を

東金病院では、「待合室の管理栄養士」という取り組みを行なっており、これは管理栄養士が病院の待合室にいて、患者の食生活について聞き取り調査をし、指導介入するものです。

腎症2期の患者への栄養指導においては、「患者を待たせることなく、短い時間で繰り返し指導すること」によって、患者自身が栄養管理への興味をもち、腎症の進行を阻止するように仕向けることが大切です。

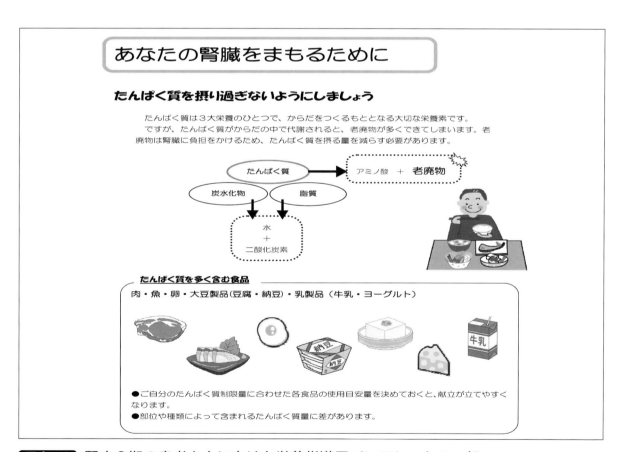

図表14　腎症2期の患者さんに向けた栄養指導用パンフレットの一部

第3章

糖尿病性腎症2期の重症化予防を見る

糖尿病性腎症2期は、このステージで腎症患者の症状悪化を食い止めれば、透析導入への道筋を阻止できることから大変重要なステージと言えます。東金病院における重症化予防の取り組みとその成果をみていきます。

第3章 糖尿病性腎症2期の重症化予防を見る

1 腎症2期の透析予防指導管理の臨床評価解析

　糖尿病性腎症2期の患者の重症化予防は、このステージで病状の進展を食い止めることができれば、透析導入の確率を大幅に下げることができるということから重要な意味をもっています。

　東金病院では、平成24年4月2日～25年3月31日まで、腎症2期における「糖尿病透析予防指導管理の臨床評価解析」を実施しました。

◆解析対象

　「疾病管理MAP」により、糖尿病性腎症2期と判定され、6カ月以上ARBを内服している患者について、無作為に2群に分け、350点（プログラム"TOGANE"）介入群は、2012（平成24）年4月または5月から、来院時に350点介入を実施しました。350点非介入群は従来治療法を継続しました。

◆治療内容の変更

　降圧剤の投与については、血圧の変動に伴い、適宜増量・減量を行ないました。血圧降下剤についても同様に血糖およびHbA1cの変動に伴い、適宜増量・減量を行ないました。

◆評価方法

　両群のHbA1c、血圧、eGFR、尿中アルブミンの変動推移、および降圧剤変更等について比較検討し、塩分摂取量はBDHGで評価しました。

2 腎症2期患者への「350点介入」の有無による評価

　まず、糖尿病性腎症2期の重症化予防では、血糖コントロール、血圧コントロール、腎保護作用がある治療薬のARBを内服している集団を無為に2群に分け、減塩指導をする群としない群による評価を行ないました。2群とも80数名の患者集団で背景因子は同じです。1群は「350点介入」を行ない（350点介入（＋）群）、もう1群は「350点介入」を行なわない（350点介入（－）群）に分けて、1年間を見て評価を行ないました（**図表15**）。

腎症2期：解析対象患者の背景因子			
	350点介入(＋)群	350点介入(－)群	p値
人数（名）	86	88	
年齢（歳）	66.0 ± 1.3	65.5 ± 1.3	0.772
男女比（男性%）	54.7	54.6	0.988
インスリン注射(%)	43.0	42.1	0.896
ARB(%)	100	100	1.000
CCB(%)	69.7	71.6	0.791
HbA1c(NGSP,%)	7.1 ± 0.1	7.2 ± 0.1	0.230
SBP(mmHg)	134.9 ± 15.1	139.2 ± 17.7	0.157
DBP(mmHg)	77.6 ± 1.3	79.9 ± 1.5	0.116
eGFR	75.2 ± 2.1	74.1 ± 2.1	0.713
U－Alb(mg/gCre)	69.4 ± 7.5	66.3 ± 6.5	0.756

Mean ± SE

図表15 介入対象者の背景因子

3 「350点介入」による減塩指導のHbA1cと血圧の変動評価

　東金病院ではそれまで、腎症2期の患者への減塩指導を行なってきませんでしたが、同病院のある千葉県の九十九里沿岸における塩分摂取量は、全国平均の1日11gより多く、11〜14g、14g以上の摂取量の人が8割以上に達していたのです。こうした塩分摂取量の多い患者に対して「350点介入」の減塩指導を行なった集団においては、11〜14gの摂取量の人が大きく減り、11g以下の人の比率が増えました（**図表16**）。

　1年間の評価の結果、「350点介入」を行なった集団も行なわなかった集団も、HbA1cの有意な変動は認められませんでした（**図表17**）。血圧に関しては、「350点介入」指導をした集団においては収縮期も拡張期も下がっていることが認められました。また、「350点介入」指導をしなかった集団においても、担当医のさまざまな工夫により「介入」した集団ほどではないけれども血圧の低下が認められました（**図表18**）。

　血圧に関して介入の有無で大きく異なったのは、降圧剤投与の増減です。「350点介入」指導をした集団においては5人に1人が降圧剤を減量したのに対して、介入をしなかった集団においては7人に1人の割合で降圧剤が増量していました（**図表19**）。

第3章 糖尿病性腎症2期の重症化予防を見る

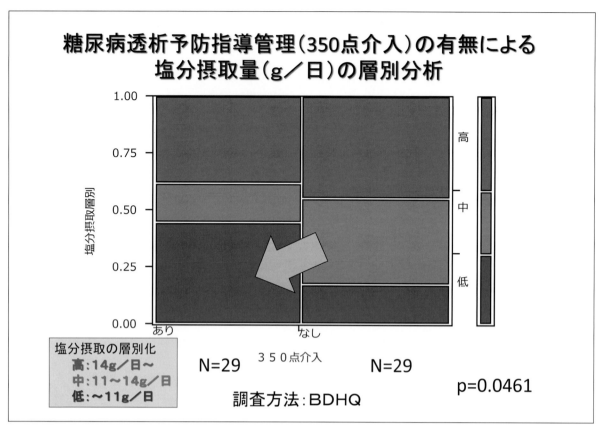

図表16 350点介入の有無による塩分摂取量の層別分析

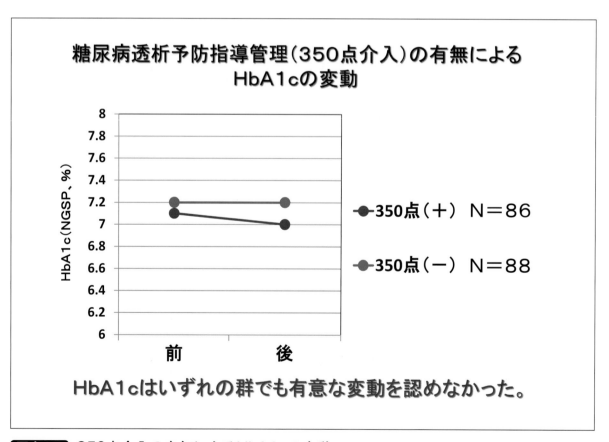

図表17 350点介入の有無によるHbA1cの変動

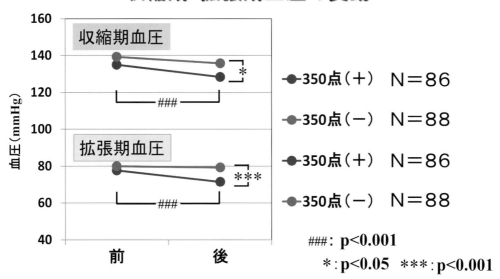

図表18 350点介入の有無による収縮期・拡張期血圧の変動

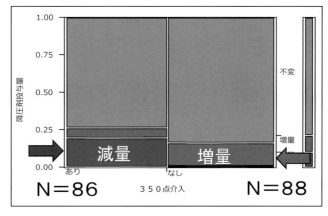

図表19 350点介入の有無による降圧剤の変化

4 「350点介入」による尿中アルブミンの変化

　糖尿病性腎症の重症化予防において重要な意味をもっているのが尿中アルブミンの変動です。これに関して「350点介入」した集団も、介入しなかった集団も開始時点では開きはありませんでした。しかし、介入しなかった集団においては、1年間では倍増しています。つまり、「350点介入」のない塩分摂取が11〜14g、14g以上が8割を占めている集団にあっては、ARBの効果が出ていないことになります。

　これに対して、「350点介入」した集団においては、尿中アルブミンの増加がピタッと止まっています（**図表20**）。

　以上のことから、減塩をしないと、血糖値・血圧がコントロールされていても、尿中アルブミンが増加すること、減塩は血圧の改善、降圧剤の減量とともに、糖尿病性腎症の進展を防止することが明らかになりました。

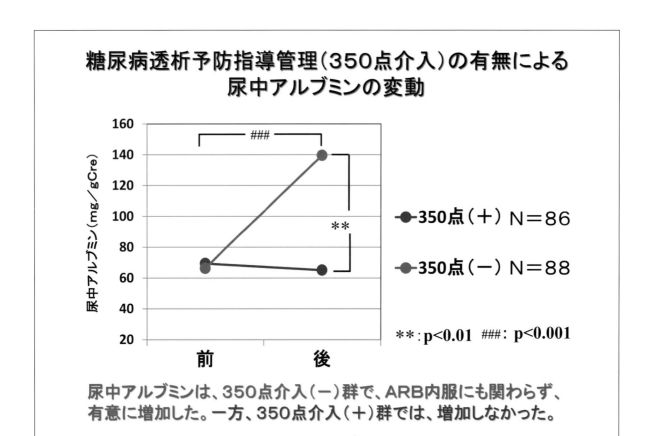

図表20 350点介入の有無による尿中アルブミンの変化

5 糖尿病透析予防指導の成果

　このように東金病院では、およそ1年半にわたって腎症2期以降の患者の透析予防治療の経過を追ってきました。追跡できた患者数は356名で、腎症2期169名中2割が改善、6割が維持、18.9％は残念ながら腎症3期に進行しました（**図表21**）。「350点介入」指導をしても1日の塩分摂取量が14g以上の集団に関しては、別のアプローチも必要と思われます。

　また、eGFRが低下して透析がみえてきた患者に対して、短時間に繰り返し行なう減塩指導（短期頻回指導）」は一定の効果がありますが、それだけでは不十分で、新たな腎保護治療薬が必要となっています。

糖尿病透析予防指導の成果：東金病院
平成24年4月～平成25年12月：356名

	患者数	A群 改善 (%)	B群 維持 (%)	C群 悪化 (%)
ステージ2	169人	20.1	59.8	18.9
ステージ3a (eGFR>44, U-P>0.5g/g Cre)	77人	20.8	54.5	26.0
ステージ3b (eGFR: 30-44, U-P>0.5g/g Cre)	79人	11.4	78.5	8.9
ステージ4 (eGFR<30)	31人	9.7	74.2	16.1

東金病院に通院加療中の腎症2期以降の患者797名中、複数回の指導を行い、1年6か月以上の経過を追った356名の腎症ステージの推移をまとめた。

図表21 東金病院における糖尿病透析予防指導の成果

6 減塩は血圧改善・降圧剤の減量とともに腎症進展防止の切り札

　こうした糖尿病性腎症2期患者の重症化予防指導の結果、減塩は血圧の改善・降圧剤の減量とともに、尿アルブミンの増加を阻止し、糖尿病性腎症の進展を阻止することが明らかになりました。

第4章

糖尿病性腎症3期以降の進展阻止療法の最新知見

糖尿病に対する最新の治療薬として、各種インクレチン製剤の開発が進められています。その中でもGPL-1受容体作動薬リラグルチドは、これまで治療が難しかった重症化した糖尿病性腎症に対する、効果性の高い治療薬として注目されています。その作動機序や実際の治療についてレポートします。

第1節　インクレチン製剤の動向

1　合併症進展阻止のための新薬剤開発

　これまで、糖尿病性腎症は顕性蛋白尿が出ると非可逆的に進行し、慢性腎不全に至るという考え方が一般的でした。しかし、近年になって、血糖コントロールに加えて塩分制限やACE阻害薬（ACEI）またはアンジオテンシンⅡ受容体拮抗薬（ARB）を中心とした薬剤による血圧コントロールを厳密に行なうことにより寛解する例がみられるようになってきました。

　それでも、まだ十分な成果が上がっているとは言えないのが実情です。糖尿病性腎症は末期腎不全のもっとも多い原因疾患であり、さらに対策を推し進めて新たな腎保護作用をもつ薬剤の開発・導入が期待されています。

2　インクレチン製剤への期待が高まっている

　こうしたなか、糖尿病性腎症3期以降の腎機能低下が進行している患者に対して、腎症の進行を阻止する可能性がある新たな治療薬に期待が集まっています。それは、消化管から分泌されるホルモンであるインクレチンを製剤化した薬剤です。

　インクレチンは、炭水化物や脂質を口から摂取すると、小腸の細胞の一部が刺激され、腸管から分泌されるホルモンです。膵臓のβ細胞を刺激してインスリンの分泌を促進し、また、血糖値が下がったときに血糖値を上昇させる働きをするグルカゴンを抑制する働きがあります。

　インクレチンにはGLP-1（Glucagon like peptide-1）、GIP（Glucose-dependent insulinotropic polypeptide）の2種類が同定されています（グルカゴン分泌抑制はGLP-1のみに認められる）。

3　GLP-1の多面的作用について

　GLP-1はインスリンの分泌を促進し、グルカゴンを抑制する作用があるほか、プロイン

スリン合成促進やβ細胞の分化、誘導促進、細胞のアポトーシス（自死）を抑制するとされています。また、脳の視床下部に作用し食欲を低下させ、満腹感をもたらすことが確認されています。さらに、胃内容物の排出低下や胃酸分泌低下、筋肉に働いて糖の取り込みを促進させ、グリコーゲンの合成を促進させます。このほか、心筋細胞に作用して心筋収縮力を高めるとともに、交感神経や中枢神経系を介して心拍数を上昇させるとされています（図表22）。

わが国においては、糖尿病や心血管疾患の予防が重大な課題となっており、GLP-1の多面的作用について注目が集まっています。

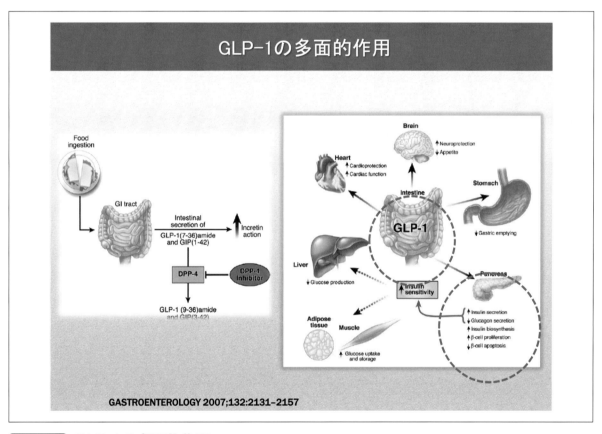

図表22　GLP-1の多面的作用

4　GLP-1受容体作動薬の作用機序と分子機構について

GLP-1受容体作動薬の作動機序に関しては、「1型糖尿病モデルラットにおいて、血糖降下とは独立した抗炎症作用により腎障害を改善する」との論文発表※（図表23）があるなど、その研究が進んでいます（図表24～28）。

第4章 糖尿病性腎症3期以降の進展阻止療法の最新知見

　GLP-1の腎保護作用（たんぱく尿減少）の分子機構について見てみると、GLP-1は単核球や腎血管内皮細胞にあるGLP-1受容体（Gsα）を通して、細胞内のシグナル伝達に重要な役割を果たしているcAMP系を直接的に発動させ、インスリンを分泌させ、蛋白尿を減少させるなどの作用を発現します（**図表29**）。

※訳文はメディカルオンラインの「岡山大学病院新医療研究開発センター」小寺亮、四方賢一の論文訳を参考にしています。

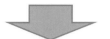

図表23　糖尿病モデルに関する論文

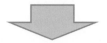

図表24　膵臓外作用

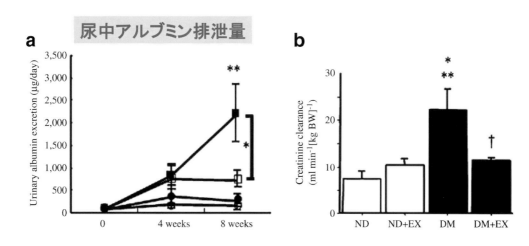

図表25 1型糖尿病モデルラット

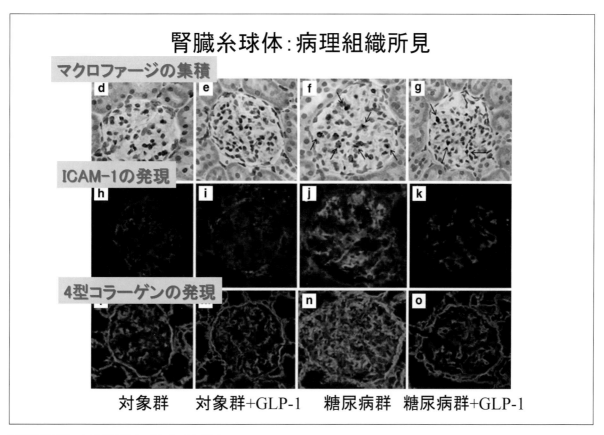

図表26 病理組織に対する所見

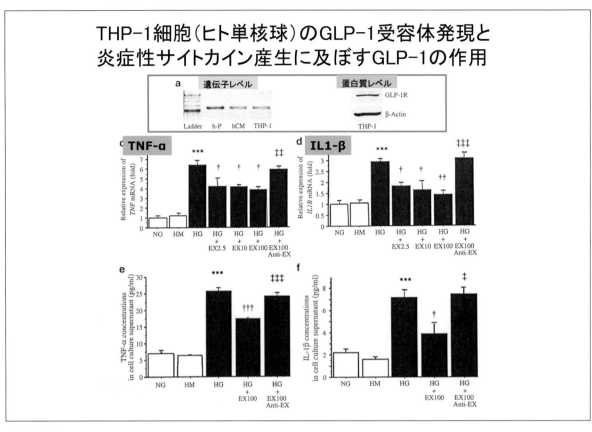

図表27 炎症性サイトカイン産生に及ぼすGLP-1の作用

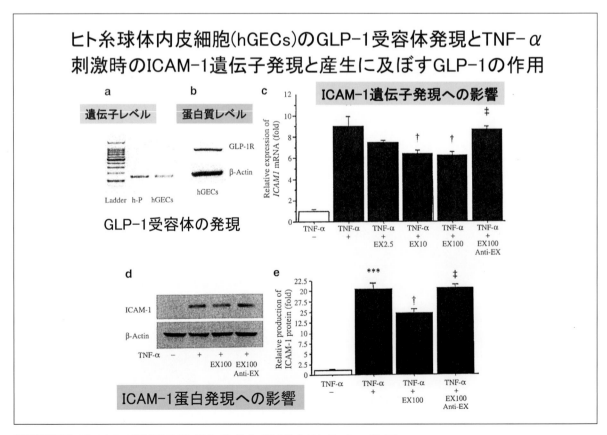

図表28 ICAM-1遺伝子発現と産生に及ぼすGLP-1の作用

4 GLP-1受容体作動薬の作用機序と分子機構について

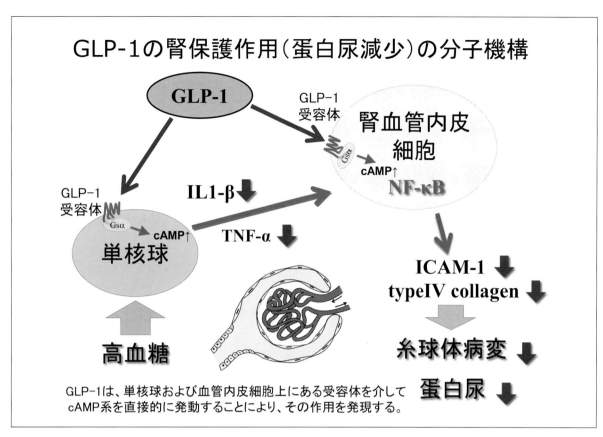

図表29 GLP-1の分子機構

第2節 GLP-1受容体作動薬「リラグルチド」の概要と投薬効果

1 患者への投与可能なリラグルチド

　GLP-1製剤は、たんぱく尿が陽性化し、顕在腎症となり、eGFRが低下して透析予備軍となった糖尿病患者にとって、その進行を阻止する現時点では唯一の病態改善薬であり、医療経済上もその有用性は極めて高いと考えられます。ただし、GLP-1受容体作動薬の使用に当たっては、適正な使用が求められています。

　たとえば、腎機能障害をもった2型糖尿病患者に対しては、GLP-1受容体作動薬は＜慎重投与＞が求められ、また、一部の薬剤は透析患者に対して＜禁忌＞とされていることに留意する必要があります。**図表30**は「GPL-1受容体作動薬の添付文書：腎機能障害に関する記載」の見本です。

　現在、＜禁忌＞の記載がなく＜慎重投与＞によって、患者への投与が行なえるのは、「リラグルチド（商品名ビクトーザ）」と「リキシセナチド（商品名リキスミア）」の2製剤で、共に保険診療薬となっています。

　また、GPL-1受容体作動薬による薬物療法だけでは、腎保護作用は期待できず、徹底した減塩療法（食事指導）および降圧療法は必要であることに注意する必要があります。

　さらに、本検討では実臨床下でのpreliminaryな結果であるため、controlled trialでの検証も必要と考えられます。

2 緩やかな吸収と作用の持続性を実現したリラグルチドの構造

　GLP-1アナログ：リラグルチドは、ヒトGLP-1の構造を模したアナログ薬剤です。ヒトGLP-1は分解酵素であるDPP-4によって分解され、血中半減期が短いという問題があります。

　GLP-1アナログ：リラグルチドは、ヒトGLP-1の34位のリジンをアルギニンに置き換えるとともに、26位のリジンをパルミチン酸でアシル化し、自己会合によって緩やかに吸収され、さらに、アルブミンと結合してDPP-4に対して安定性を示すことから、血中半減期が長くなり作用が持続し、1日1回の投与が可能になりました（**図表31**）。

2 緩やかな吸収と作用の持続性を実現したリラグルチドの構造

GLP-1受容体作動薬の添付文書：腎機能障害に関する記載

製品 添付文書 上の記載箇所	ビクトーザ® （リラグルチド）	バイエッタ® （エキセナチド）	ビデュリオン® （エキセナチド）	リキスミア® （リキシセナチド）
禁忌	記載なし	透析患者を含む重度腎機能障害のある患者［本剤の消化器系副作用により忍容性が認められていない。］（「薬物動態」の項参照）	透析患者を含む重度腎機能障害のある患者［本剤の消化器系副作用により忍容性が認められていない。］（「薬物動態」の項参照）	記載なし
使用上の注意	<慎重投与> 肝機能障害又は腎機能障害のある患者［十分な使用経験がない（【薬物動態】の項参照）］	<慎重投与> 中等度又は軽度の腎機能障害のある患者［十分な使用経験がない。］（「薬物動態」の項参照）	<慎重投与> 中等度又は軽度の腎機能障害のある患者［十分な使用経験がない。］（「薬物動態」の項参照）	<慎重投与> 重度腎機能障害（クレアチニンクリアランス：30mL/min未満）又は末期腎不全の患者［使用経験がない。【薬物動態】の項参照］

図表30 GLP-1受容体作動薬の禁忌

出典：各製剤の添付文書より

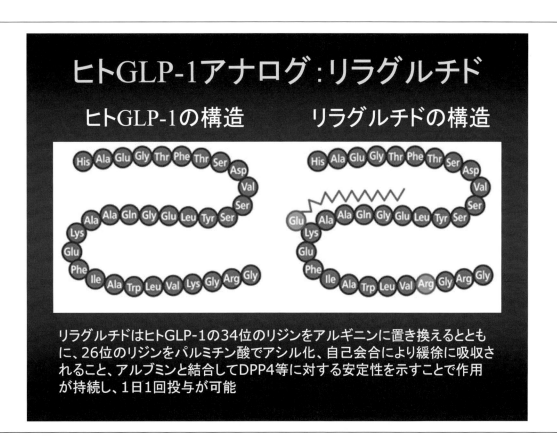

図表31 リラグルチドの構造

第4章 糖尿病性腎症3期以降の進展阻止療法の最新知見

3 東金病院通院の糖尿病性腎症患者にリラグルチドを投与

　東金病院では、2008（平成20）年3月〜2012（平成24）年9月まで当院に通院中の糖尿性腎症患者にリラグルチドを使った治療を行ないました。

　対象となったのは、リラグルチド投与開始前に6g未満の塩分制限を含む食事療法、血糖コントロール、ACEI・ARBを含む降圧療法を行なったにもかかわらず、随時尿により平均たんぱく尿が0.50g/g・Cr以上を認めた患者23名で、リラグルチドの投与を行ない、定期的な観察を行ないました。

　なお、対象患者は全員、観察期間中は降圧剤の変更および食事指導は行なわないこととしました。

　リラグルチドの投与前の治療内容について触れておきます。

　投与前糖尿病治療薬は、ビグアナイド薬：10名、α-グルコシダーゼ阻害薬：5名、速効型インスリン分泌促進薬：4名、インスリン製剤：18名で、これらの治療薬に関しては、リラグルチド開始後も併用しました。

　降圧剤は、ARB：23名、ACEI：4名、Ca拮抗薬：23名、α遮断薬：3名、中枢性交感神経抑制薬：1名でした。

4 リラグルチド投与により糖尿病性腎症患者の尿蛋白を改善

　23人の糖尿病性腎症患者にリラグルチドを投与後、1カ月後、6カ月後、12カ月後に、HbA1cや尿たんぱくなどがどのような変化をしたかを示したのが**図表32**です。

　HbA1cの数値を見てみると、投与前は7.4±0.22だったものが12カ月後には6.9±0.25と改善されているのが見て取れます。そのなかで尿たんぱくの数値の推移を示したものが**図表33**です。投与前は2.53±0.48であった数値が、投与後12カ月で1.47±0.28となっており、顕性腎症患者へのリラグルチド投与が尿蛋白改善を実現していることがわかります。

Effect of 12-month administration of liragultide on HbA1c, BMI, SBP, eGFR and proteinuria in type 2 diabetic patients (n = 23)

	Before	1 month	6 months	12 months
HbA1c (%)	7.4 ± 0.22	7.0 ± 0.22***	6.6 ± 0.25***	6.9 ± 0.25*
BMI (kg/m^2)	27.6 ± 0.9	27.2 ± 0.8***	26.2 ± 0.8****	26.5 ± 0.8***
SBP (mmHg)	140.2 ± 3.1	135.6 ± 2.7	135.3 ± 2.8	137.1 ± 2.9
Alb (g/dl)	4.06 ± 0.12	4.16 ± 0.19	4.11 ± 0.11	4.10 ± 0.13
eGFR (mL/min/1.73 m^2)	58.2 ± 6.4	57.1 ± 6.7	58.8 ± 6.6	56.9 ± 6.9
urinary protein (g/g creatinine)	2.53 ± 0.48	1.62 ± 0.31***	1.45 ± 0.30***	1.47 ± 0.28**

Abbreviations: HbA1c, hemoglobin A1c; BMI, body mass index (calculated as weight in kilograms divided by height in meters squared) ; SBP, systolic blood pressure; Alb, serum albumin; eGFR, estimated glomerular filtration rate

All values are expressed as the means ± SEM unless otherwise indicated.
*$p < 0.05$, **$p < 0.01$, ***$p < 0.001$, ****$p < 0.0001$

図表32 リラグルチド投与後

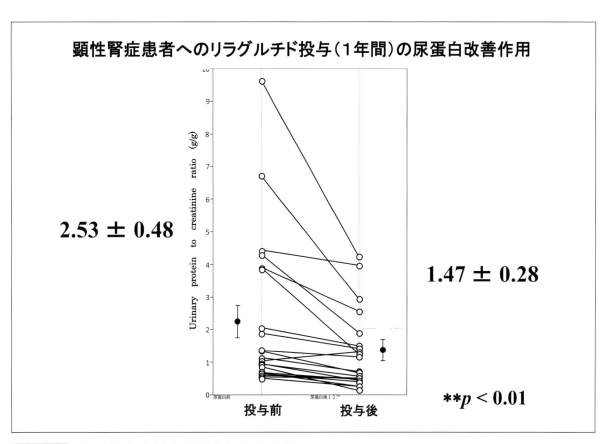

図表33 リラグルチドの尿蛋白と改善作用

第3節 GLP-1治療薬のΔeGFR数値改善

1 eGFRの低下が透析導入の指標に

　短期的に透析に移行するリスクが高い糖尿病性腎症の患者をどうやって見つけるかは、非常に重要なポイントです。

　2014（平成26）年7月に、世界中の35の臨床研究を整理した論文が出されました＜JAMA.2014JUN25,311(24):2518-31＞。この論文によると、170万人の対象患者の中から1万2,000人が透析導入になるとしています。

　この論文では、透析導入の指標をeGFRとの相関関係に求めています。eGFRが60未満と60以上に分けて解析していますが、60未満の集団では糖尿病が38％を占めています。60未満の集団では、eGFRの減り方と透析に移行する比率には、極めて強い正の相関があり、しかもばらつきは非常に小さいと言えます。また、eGFRが増えていく人たちでは透析になるリスクが低いこともみえてきました。この成績から、基本的にeGFRの低下は透析になるかならないかの指標になると言えます（図表34）。

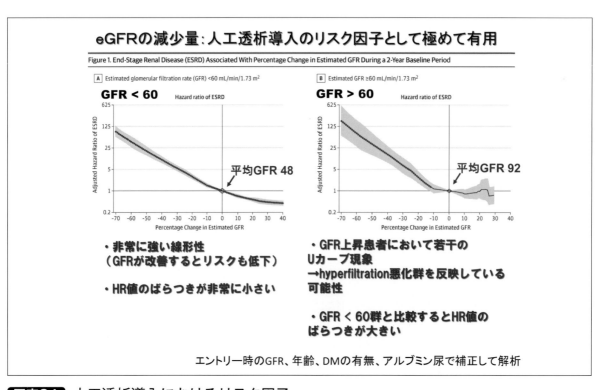

図表34　人工透析導入におけるリスク因子

2 透析導入の予測、治療アウトカム判定に有効な「ΔeGFR」

　糖尿病性腎症のeGFRは、腎症3期に入ると直線的に落ちていくことが知られていますので、東金病院では、1年間のeGFRの変化量を出そうということで「ΔeGFR」というコンセプトを打ち出しました。ある患者の継続的なeGFRの測定値群を統計解析ソフトに入れて直線回帰式を求めたところ、eGFRが1ヵ月当たり約2.6低下することがわかります。言い換えると、この患者のeGFRは年間で30落ちることになり（ΔeGFR30/年）、もし現在この患者のeGFRの値が40しかないとすると約1年後には透析導入になることがわかります。（**図表35**）。

　この解析手法は　透析導入時期の予想だけではなく、治療前後のΔeGFRの変化を見ることにより治療アウトカムを判定することにも使えます。

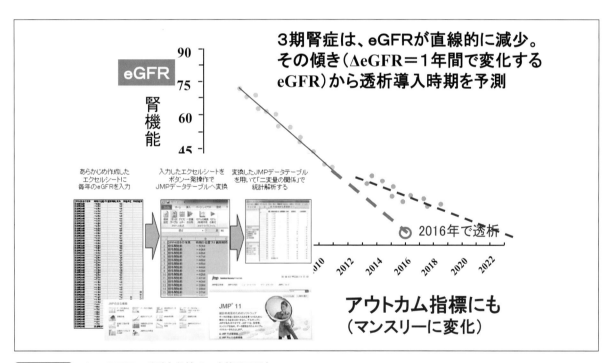

図表35　ΔeGFRで透析導入時期予測

3 インクレチンの腎保護・腎機能改善作用

　図表36は、年間のeGFRが6.6低下していた患者に、リラグルチドを1年間投与したときのΔeGFRに及ぼす影響を見たものです。投与前の数値が1～3年間で年間約6.6低下していたのですが、リラグルチドを投与して1年後には約＋0.33とほぼ横ばいにまで改善

第4章 糖尿病性腎症3期以降の進展阻止療法の最新知見

され、eGFRの減少を阻止することに成功しました。

この成果を、GLP-1製剤による顕性腎症進展防止効果として英文国際誌に発表いたしました（図表37）。

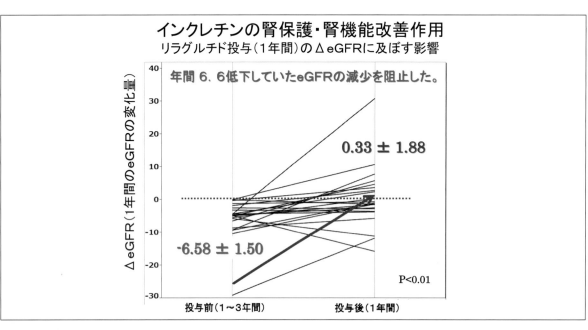

図表36　リラグルチドとΔeGFR

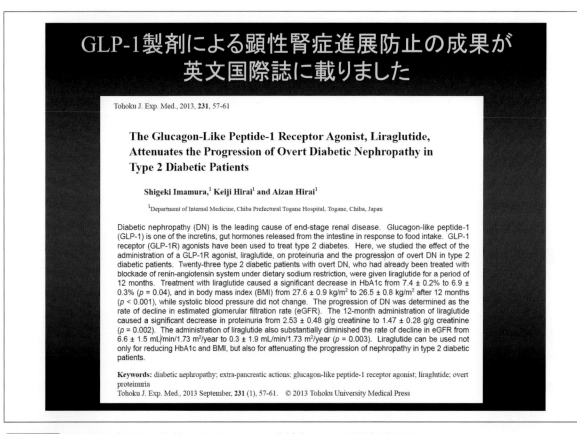

図表37　英文国際誌に掲載されたGLP-1製剤による腎症進展防止の成果

4 リラグルチド投与によるeGFRの改善

このように、eGFRの低下と透析導入は密接な関係がありますが、東金病院に入院してきた63歳の女性にリラグルチドを投与して、eGFRを改善し透析導入を回避した症例を紹介します。

この女性は2型糖尿病腎症3期aの患者で、透析導入を免れられないとされる病状でした。インクレチン（リラグルチド）を投与したところ、たんぱく尿はあまり改善が見られなかったもののeGFRの低下が止まり、透析導入を回避する最初の事例となりました（**図表38**）。

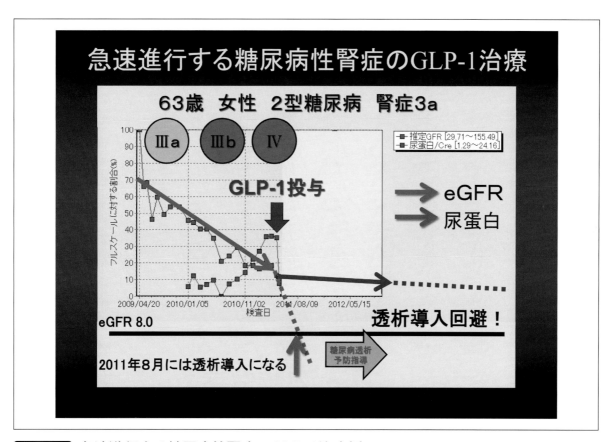

図表38 急速進行する糖尿病性腎症のGLP-1治療例

5 東金病院における糖尿病透析予防指導の成果

東金病院では、すでに第3章で見たように、通院加療中の腎症2期以降の患者797名中、複数回の指導を行い、1年6カ月以上の経過を追った356名の腎症ステージの推移をまとめました（**図表39**）。

第4章 糖尿病性腎症3期以降の進展阻止療法の最新知見

腎症ステージ3bで見ると79名中病状を維持できたのが78.5%、改善できたのが11.4%、悪化したのが8.9%と、腎症ステージ3bの患者に対する指導・介入としての成果が出ていることがわかります。同じように腎症ステージ4の患者に対する指導・介入においても、31名中、維持が74.2%、改善が9.7%、悪化が16.1%とこのステージの患者への指導・介入としての成果が見て取れます。

糖尿病透析予防指導の成果（356名）：東金病院
平成24年4月〜平成25年12月

	患者数	A群 改善(%)	B群 維持(%)	C群 悪化(%)
ステージ2	169人	20.1	59.8	18.9
ステージ3a (eGFR>44, U-P>0.5g/g Cre)	77人	20.8	54.5	26.0
ステージ3b (eGFR: 30-44, U-P>0.5g/g Cre)	79人	11.4	78.5	8.9 ↓
ステージ4 (eGFR<30)	31人	9.7	74.2	16.1 ↓

東金病院に通院加療中の腎症2期以降の患者797名中、複数回の指導を行い、1年6か月以上の経過を追った356名の腎症ステージの推移をまとめた。

図表39 東金病院における糖尿病透析予防指導の成果

6 アウトカムにつながる糖尿病透析予防の施策

東金病院が行なってきた糖尿病透析予防の施策は、アウトカムにつながるものと言えます。「腎症3期以降」を第1段階、「腎症2期」を第2段階とし、層別抽出、臨床指標、取り組みに分けてどんな手法によったのかをまとめてみました（**図表40**）。

これまで見てきたように、東金病院では、糖尿病性腎症患者を腎症ステージごとに層別化し、そのステージに適した指導・介入を、医師、看護師、栄養士など多職種が協働して実践してきています。

層別化を構築する「疾病管理MAP」、腎症の病状を理解できる「DM腎症分類表」、「賢い患者さんをつくる」ための各種パンフレット、栄養士が作成した塩分表「あいうえお塩

6　アウトカムにつながる糖尿病透析予防の施策

分表」など、さまざまなツールを用意し、指導・介入してきました。

そして、eGFRの低下防止、U-Albの増加の防止を指標として掲げるとともに、腎症2期患者の重症化予防には腎保護作用のあるARBを、腎症3期以降の患者には最新のインクレチン製剤リラグルチドなどを投与し、糖尿病性腎症進行阻止のための最新医療を実践してきました。

こうした取り組みは、東金病院だけでなく糖尿病性腎症進行阻止、あるいは糖尿病透析予防医療に取り組んでいる多くの医療機関、地域の医療従事者にとってアウトカムにつながるものということができます。

次章では実際にどのようなアウトカムが実現できたのかを追っていきます。

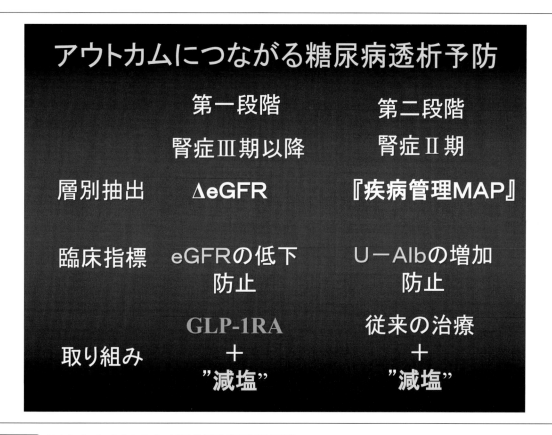

図表40　アウトカムにつながる糖尿病透析予防

第5章

各職種におけるアウトカムの検証

これまで、本誌では糖尿病性腎症進展阻止、透析予防について、指導介入の具体的な方法、新治療薬の紹介などを紹介してきました。この章では、これらの進展阻止の手法や取り組みがどんな成果をもたらしたのか、そのアウトカムについて補足し、まとめながら紹介していきます。

第5章 各職種におけるアウトカムの検証

1 腎症2期、3期どこから手を付けるか

アウトカムの検証にあたって重要なことは糖尿病性腎症2期と3期のどこから手を付けるのかという問題です。

これまでは糖尿病性腎症3期になるとその進行は阻止することができないという大前提があったため、血糖コントロールに少しでも早く手を付けることが有効なアウトカムに結び付くと考えられてきました。しかし、最新の知見では腎症3期においても進展を阻止できることがわかってきました。これを受けて重症化予防の戦略がこれまでと若干違ってきて、腎症2期、腎症3期のどちらから手を付ければより効果的なアウトカムにつながるか再検討の必要性に迫られました。

2 腎症2期はアルブミンの上昇阻止、3期はeGFR下落阻止

これまでのように腎症3期になるとその進展が阻止できないという前提であれば、血糖コントロールを厳密に早く行なうことが第1ステップになりますが、進展阻止が可能となれば、透析導入にもっとも近い腎症3期に医療系資源を集中させることが第1ステップになってきます。

まず、腎症3期の進展を阻止したのち、透析になるまで10年近くある腎症2期に手を付けることが有効なアウトカムにつながっていくと考えられます（**図表41、図表42**）。

3 腎症3期以降の進展防止にΔeGFRを指標とする

糖尿病性腎症2期、3期の各ステップにおいて、糖尿病性腎症の進展を阻止し、透析予防のためにどのようなツールを使い、どのような取り組みが行なわれているかについては、第2章～第4章にかけて記述していますが、ここでは、腎症3期における進展阻止の指標について補足します。

腎症3期の特徴は、尿たんぱくの増加とΔeGFRの低下の2つの現象となって表れます。このどちらが透析導入に近い指標であるかを考えた場合、ΔeGFRのほうが優れた指標であることが、エビデンスを通じて明らかになってきました（**図表43**）。

そのエビデンスによれば、「ΔeGFRが60未満の人に関しては、透析導入のリスクを測

3 腎症3期以降の進展防止にΔeGFRを指標とする

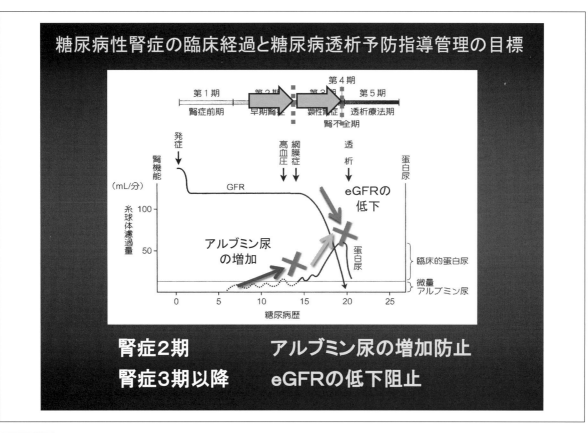

図表41　糖尿病性腎症の臨床経過と糖尿病透析予防指導管理の目標

1. 最優先の取り組み（第1段階）

　対象：5年以内に透析になる
　　　　腎症3期以降の患者

2. その次の取り組み（第2段階）

　対象：5年以降に透析になる
　　　　腎症3期以降の患者

　　　　10年以降に透析になる
　　　　腎症2期の患者

図表42　最優先の取り組み（第1段階）とその次の取り組み（第2段階）

る因子としてもっともブレが少なくて最適である」とされています（**図表44**）。

そして1年間で、ΔeGFRがどのくらい下がるかという定義をすると、透析導入の予測時期がわかります（**図表45**）。また、直線回帰という統計分析手法を用いると、統計的にΔeGFRの下落を直線化でき、その延長線上でいつΔeGFRが「8」くらい（透析導入時期）になって、透析導入になるかが予測できるというもので、これが3期の重症度の指標として有効とされています（**図表46**）。

4 ΔeGFRを使った透析導入阻止、取り組みの実際

このΔeGFRの指標を実際の病院（愛媛県市立八幡浜総合病院）で使った事例を紹介します。

八幡浜市は、人口約3万5,000人で、そのうち通院加療中の糖尿病患者は約1,600人。「疾病管理MAP」を使って2011（平成23）年以降ΔeGFRを最低3回以上測定した糖尿病患者を抽出（1,360人）。これらの患者のΔeGFRを算出してみました。

その結果、5年以内に透析導入が予測される患者が約90名、年間にすると約18名という数値が上がってきました。この町では年間15人くらいが透析導入となっているので、この約18人でほぼカバーされていることになります。つまり、約90名に対して適切な進展予防措置を講じることができれば、この町の透析導入をほぼ回避できることになります（**図表47～図表50**）。

5 看護師の指導とそのアウトカム

このように、糖尿病性腎症の患者を層別化し、透析導入時期や透析導入患者数を予測することができたとして、これに対してどのような対処をして結果を出すことができるか、それが医師、看護師、管理栄養士などの取り組みによるアウトカムと言えます。

医師が治療介入した場合の糖尿病性腎症の進展を遅らせたアウトカムや、ARBと塩分摂取量抑制による検証に関しては第1章においてその概要を説明しました（第1章**図表2**、**図表3**参照）。

腎症2期の患者に対する投薬として注目されているARBは、腎保護作用がありますが、そのためには減塩が必要とされていて、第2章、第3章において看護師や管理栄養士による介入指導の実際を紹介しました。

ここでは、糖尿病性腎症の患者を中心とした看護師の指導とそのアウトカムについて、

5 看護師の指導とそのアウトカム

Research
eGFR低下と末期腎不全あるいは全死亡との関連を評価

Original Investigation

Decline in Estimated Glomerular Filtration Rate and Subsequent Risk of End-Stage Renal Disease and Mortality

Josef Coresh, MD, PhD; Tanvir Chowdhury Turin, MD, PhD; Kunihiro Matsushita, MD, PhD; Yingying Sang, MSc; Shoshana H. Ballew, PhD; Lawrence J. Appel, MD; Hisatomi Arima, MD, PhD; Steven J. Chadban, PhD; Massimo Cirillo, MD; Ognjenka Djurdjev, MSc; Jamie A. Green, MD; Gunnar H. Heine, MD; Lesley A. Inker, MD; Fujiko Irie, MD, PhD; Areef Ishani, MD, MS; Joachim H. Ix, MD, MAS; Csaba P. Kovesdy, MD; Angharad Marks, MBBCh; Takayoshi Ohkubo, MD, PhD; Varda Shalev, MD; Anoop Shankar, MD; Chi Pang Wen, MD, DrPH; Paul E. de Jong, MD, PhD; Kunitoshi Iseki, MD, PhD; Benedicte Stengel, MD, PhD; Ron T. Gansevoort, MD, PhD; Andrew S. Levey, MD; for the CKD Prognosis Consortium

OBJECTIVE To characterize the association of decline in estimated GFR with subsequent progression to ESRD with implications for using lesser declines in estimated GFR as potential alternative end points for CKD progression. Because most people with CKD die before reaching ESRD, mortality risk also was investigated.

DATA SOURCES AND STUDY SELECTION Individual meta-analysis of 1.7 million participants with 12 344 ESRD events and 223 944 deaths from 35 cohorts in the CKD Prognosis Consortium with a repeated measure of serum creatinine concentration over 1 to 3 years and outcome data.

170万人の対象患者
12,000人の透析導入

JAMA. 2014 Jun 25;311(24):2518-31.

図表43 eGFR低下と末期腎不全あるいは全死亡との関連を評価した論文

---

eGFRの減少量：人工透析導入のリスク因子として極めて有用

Figure 1. End-Stage Renal Disease (ESRD) Associated With Percentage Change in Estimated GFR During a 2-Year Baseline Period

A Estimated glomerular filtration rate (GFR) <60 mL/min/1.73 m² — GFR < 60 — 平均GFR 48

B Estimated GFR ≥60 mL/min/1.73 m² — GFR > 60 — 平均GFR 92

- 非常に強い線形性
  （GFRが改善するとリスクも低下）
- HR値のばらつきが非常に小さい

- GFR上昇患者において若干の
  Uカーブ現象
  →hyperfiltration悪化群を反映している
  可能性
- GFR＜60群と比較するとHR値の
  ばらつきが大きい

エントリー時のGFR、年齢、DMの有無、アルブミン尿で補正して解析

図表44 eGFRの減少量と人工透析導入のリスク因子

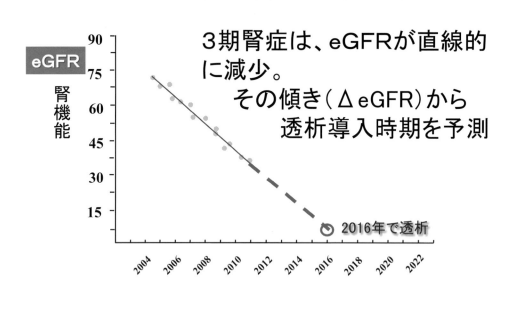

図表45 ΔeGFRで透析導入時期予測

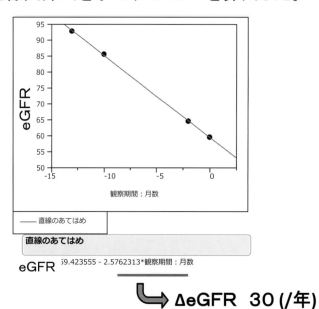

図表46 ΔeGFRの算出方法

5 看護師の指導とそのアウトカム

市立八幡浜総合病院の糖尿病患者MAPからの
糖尿病性腎症透析導入ハイリスク患者のトリアージ方法

1. 市立八幡浜総合病院に通院加療中（循環連携を含む）の糖尿病患者全員を網羅する『疾病管理MAP』を作成。

八幡浜市の人口：約3万5,000人
通院加療中の糖尿病患者：1,636人

2. 『疾病管理MAP』から、2011年以降eGFRを最低3回以上測定した糖尿病患者全員を層別抽出（1,360人）

直線回帰式で△eGFRを算出、透析導入時期を算出

図表47　糖尿病性腎症透析導入ハイリスク患者のトリアージ方法

糖尿病性腎症透析導入ハイリスク患者のトリアージ結果（1）

すでに死亡	8名
すでに透析導入	12名
5年以内に透析導入の可能性（1年間18名前後）	89名
5年〜10年で透析導入の可能性	77名
高血糖の是正に伴うeGFRの低下（過剰濾過改善）	18名
治療中断	15名
その他	4名

図表48　糖尿病性腎症透析導入ハイリスク患者のトリアージ結果（1）

第5章 各職種におけるアウトカムの検証

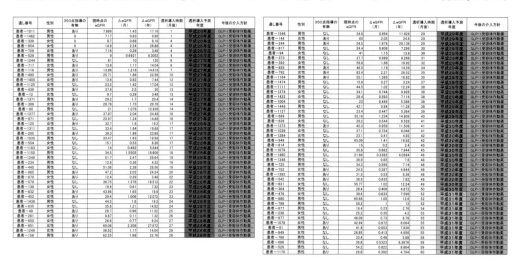

ΔeGFRを用いて透析導入時期を算出した結果、1,360人中89名の患者が5年以内に透析導入になることが判明し、GLP－1受容体作動薬を中心とした強力な腎保護治療を行い、eGFRの低下を阻止し、透析導入の回避に向けて、全力で取り組むことになった。

図表49 糖尿病性腎症透析導入ハイリスク患者のトリアージ結果（2）

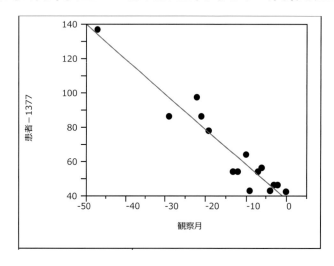

ΔeGFR：24

透析導入予想時期：2016（平成28）年1月

図表50 糖尿病腎症の急速進行例

補足的に記述していきます。

腎症患者の進展予防にとって重要なことは、自分の腎症のステージがどの段階にあるかを知ることです。糖尿病患者の多くは、合併症についてあまり知識を持たず、また自分の合併症がどのくらい進んでいるのか、糖尿病性腎症の重症度への理解が希薄でした。

そこで、東金病院では、ΔeGFR区分と蛋白尿区分から患者自身の腎症ステージが理解できる「東金病院のDM腎症分類表」を作成しました（第1章**図表9**参照）。

この腎症分類表への評価は高く、「『ステージ指導』の満足度調査の結果」の「印象に残った指導」として最も満足度が高くなっています（**図表51**）。

この腎症分類表は、交通信号の「色」によってそのステージを理解するような工夫がされています。腎症1期は安全をイメージさせる「緑」、ステージが上がるにしたがって「黄」、さらにステージが上がると危険を表す「赤」によって表されています。

この色による腎症ステージの理解の取り組みは、非常にインパクトのあるもので、そのアウトカムを見ると、自らの腎症ステージを「色で表現できる」人が46％にも上っています（**図表52**）。そして、「色でステージを理解し、行動変容した割合」は年齢に左右されないことも分かりました（**図表53**）。

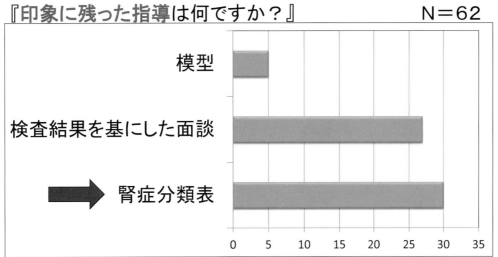

図表51 「ステージ指導」の満足度調査の結果

第5章 各職種におけるアウトカムの検証

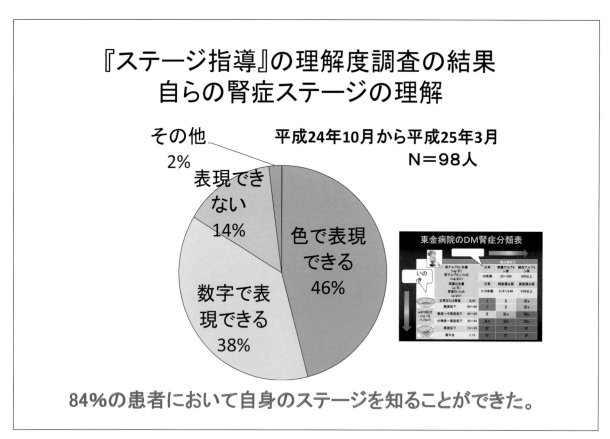

図表52 「ステージ指導」の理解度調査の結果

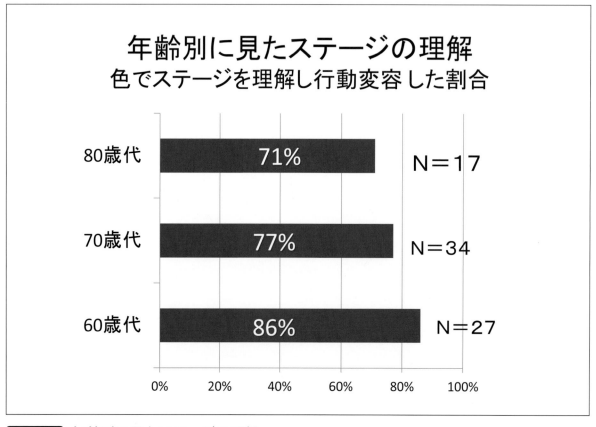

図表53 年齢別に見たステージの理解

6 「減塩」「絵」「頻回」がアウトカムのキーワード

　看護師と管理栄養士は、第2章で述べたように、主として「減塩に絞った指導」「絵を使った指導」「短時間頻回指導」の3つから糖尿病性腎症の進展阻止に取り組んできましたが、「希望する面談時間に関するアンケート結果」では、「短時間でポイントを絞った指導の方が記憶に残る」として、15分以内の指導を望む人が84％に達しています（**図表54**）。そして、「記憶に残る」ので「診断の度に指導を希望する」人が多いというアウトカムを見ることができます（**図表55**）。

　こうした「減塩」「絵」「短時間頻回」による指導の結果、減塩をしっかりやろうとするモチベーションが維持されたと考えることができます。これをまとめたものが**図表56**です。

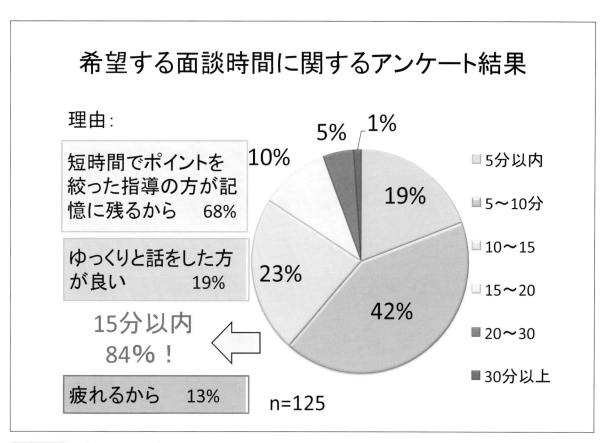

図表54　希望する面談時間に関するアンケート結果

第5章 各職種におけるアウトカムの検証

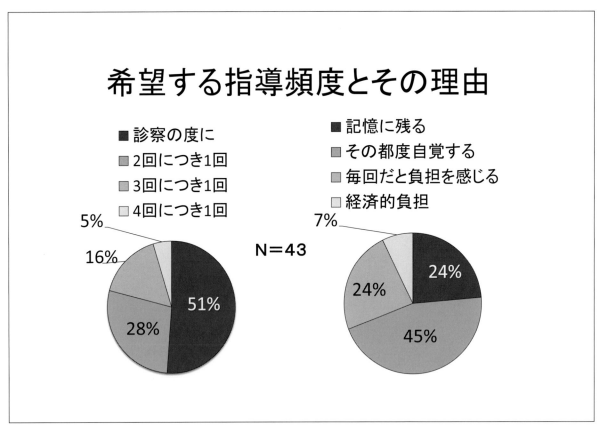

図表55　患者が希望する指導頻度とその理由

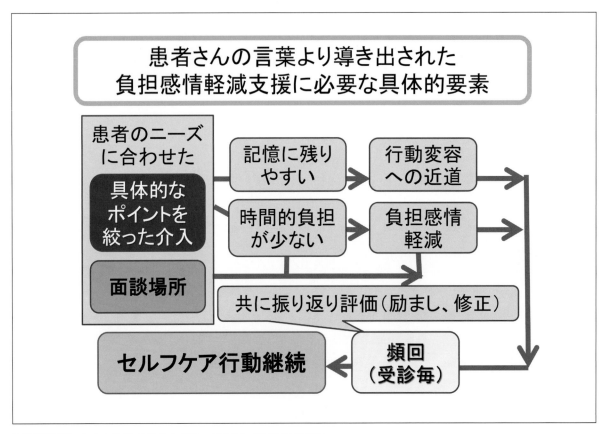

図表56　負担感情軽減支援に必要な具体的要素

7 「待合室の栄養士」を患者は大いに評価

　管理栄養士のアウトカムで注目されるのが、第2章で述べた栄養管理士が病院の待合室にいて、患者の食生活について聞き取り調査をして指導介入する「待合室の栄養士」の取り組みです。

　これについて、医療関係者の間で「プライバシーの侵害」に当たるのではないか、「個人情報は問題ないのか」という意見も出ていますが、東金病院での調査によると、患者は必ずしも個室における指導を望んでいるわけではないことが明らかになってきました。

　むしろ、「部屋に呼ばれると検査結果が悪いのかな」と思ったり、「個室は緊張してしまう」「待合室での指導でよい」という声が多く聞かれました（**図表57**）。

　栄養指導は患者本人のステージについて言及するわけでなく、減塩の方法を指導するだけなので、患者は待合室での指導に問題はなく、むしろ待合室での指導を評価しています（**図表58**）。

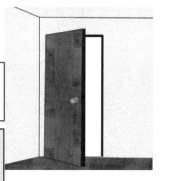

「指導されたという感覚」

医療者はプライバシー配慮の為
面談時個室に案内するが・・・

「部屋に呼ばれると検査の結果が悪いのかなって思う。」

「苦手だな。個室は。」
「個室は緊張しちゃうので、ここ（待合室）で良いです。」

「時間がないので・・・」

図表57 面談場所と患者の心理（1）

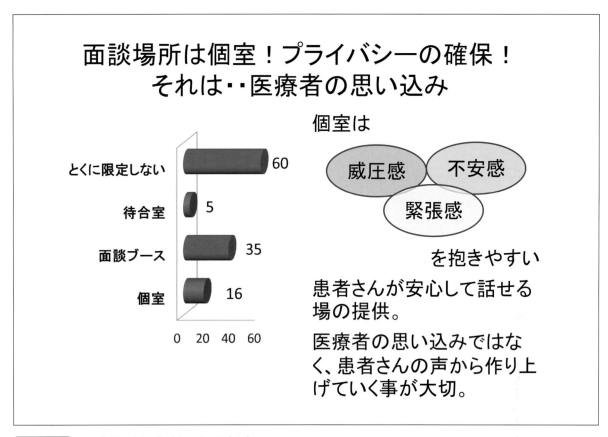

図表58 面談場所と患者の心理(2)

8 より患者に寄り添った指導・介入が可能に

　それでは、「個室指導」と「待合室指導」のどこが違うのかというと、基本的には短時間頻回です。長時間の集中的な指導から短時間・複数回の指導にシフトチェンジし(**図表59**)、管理栄養士が看護師と一緒に同じ場所で「待合室で短時間頻回」することによって、チーム医療が進み、情報の共有化が実現できます(**図表60**)。

　さらに、短時間頻回によって管理栄養と患者が顔見知りになることで親近感がわき、より患者に寄り添った指導・介入ができるようになります。患者一人ひとりに合わせた実行可能で具体的な提案に結び付けられ、患者個人に合わせたきめ細かな食事療法指導などができることになります(**図表61、図表62**)。

8 より患者に寄り添った指導・介入が可能に

〈通常の栄養指導とレシピ指導の相違点〉

通常の栄養指導
・栄養指導室で行う
・1回15分以上の指導
・回数は患者によってまちまち（1回のみで終了の場合も）
・食品交換表などの知識の提供が中心となることが多い

待合室の栄養士（糖尿病透析予防指導）
・待合室で行う
・**1回5～10分の短時間の指導**
・**来院ごと→複数回の指導**
・最近の食事の振り返りなど、**食事療法継続のための手助け**

長時間の集中的な指導から
短時間・複数回の指導へのシフトチェンジ

図表59　通常の栄養指導とレシピ指導の相違点

『レシピ指導』がもたらしたもの

[1]管理栄養士と医師・看護師との情報共有がスムーズに！

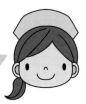

指導の前後に栄養士と話をすることで、患者情報の共有ができる！

お互いに持っている専門性を活かすことができる！

「待合室の栄養士」は
　　チームメンバーの連携促進に貢献している

チーム医療を実施しやすい環境へ

図表60　「レシピ指導」がもたらす情報共有

第5章 各職種におけるアウトカムの検証

〔2〕「支援」することに重点をおいた栄養指導へ

短時間・複数回の指導

→ ・管理栄養士と患者との距離が縮まる
　・患者の生活状況を把握したうえで話ができる

- 患者ひとりひとりにあわせた実行可能な具体的な提案ができる
- 患者が管理栄養士と「顔見知り」になることで親近感が生まれ、食事療法に対しても前向きになれる
- より患者に寄り添えるようになれる

図表61　「支援」することに重点をおいた栄養指導へ

〔3〕『待合室に管理栄養士』がいる！

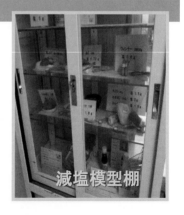

減塩模型棚

日常の光景

患者にとって身近な存在に

↓

・患者から糖尿病透析予防指導以外の食事の質問を受けるようになった

待合室は
・管理栄養士の活躍の場
・患者にとって出会いと学びの場

管理栄養士として患者にとっての新たな役割が付加できた

図表62　管理栄養士が待合室にいる効果

9 臨床アウトカムの阻害要因への対応

　糖尿病性腎症3期の患者に対する臨床アウトカムは、すでに第4章で、腎症3期以降の重症患者に対してインクレチン製剤の開発が進められ、受容体作動薬GLP-1を投与すると、ΔeGFRが1年間平均約6〜7落ちていた患者群が、ほぼ横ばい状態になったことを述べました（第4章図表36参照）。

　現状では腎症3期の病状進展を止められる、あるいは改善を図れる薬剤はGLP-1だけであり、しかし、唯一の病態改善薬と言えます。

　そうした中で、病状が改善されず、ΔeGFRが下がり続けている患者が2人います（**図表63**、赤の矢印）。この2人を解析したところ、減塩ができなかった患者であることがわかりました。つまり、GLP-1は減塩できない患者には効果が現れないということです（**図表64**）。

　東金病院では減塩できない患者群への効果的な対応を2年前より模索してきました。

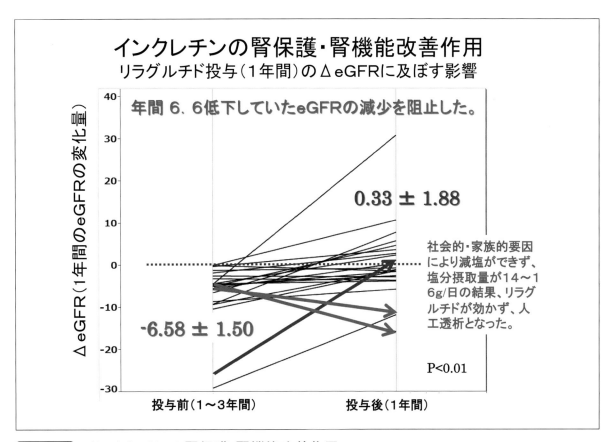

図表63 インクレチンの腎保護・腎機能改善作用

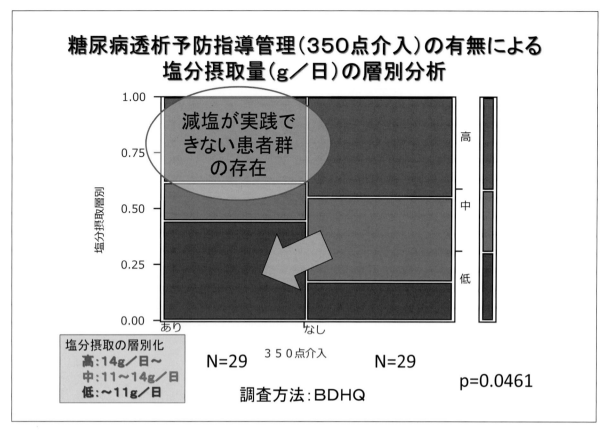

図表64　350点介入の有無による塩分摂取量（g／日）の層別分析

10 味蕾の塩分感受性をテストして腎症進展の効率化を図る

　その結果、個人的、社会的にさまざまな原因があるけれども、舌の味蕾の感受性が低い一群の人がいること、これらの人は塩味を受け付けにくくなっているため、減塩指導ができにくいということがわかってきました。

　つまり、同じ塩分量を摂取しても、「塩辛い」と感じる人と、そうは感じない人がおり、塩辛いと感じない人は多めに塩分を摂取してしまうということになります。

　舌の味蕾の塩分の感受性を調べるには、ろ紙にいろいろな濃度の塩分をのせていって、どこから塩辛さを感じるかが測定できる「ソルセイブ®」というテスターを使います。これを使って実験してみると、尿検査で推定される塩分摂取量と、味蕾の塩の感受性がほぼ一致することが確認されました（図表65）。

　これまでは、半年から１年指導し、尿検査をすることでしか、腎症進展阻止の指導が実を結んでいるかどうか、そのアウトカムを知ることができませんでした。腎症３期の患者は、指導のアウトカムが１年後にわかったのでは遅く、GLP-1による治療開始前に知ることが必要です。

この塩分の味蕾の感受性を調べるテスターと塩分摂取量との相関性が明らかになったため、腎症3期の患者に対する指導がやりやすくなりました。

GLP-1は価格が高い注射薬ですが、現状唯一の病態改善薬であるため、投薬しても効き目が出ない患者群が事前にわかれば、同患者群にはあらかじめ在宅指導との組み合わせ等、より効果的な減塩指導方法を考慮することにより、透析阻止と薬価の無駄防止を図ることができるからです。

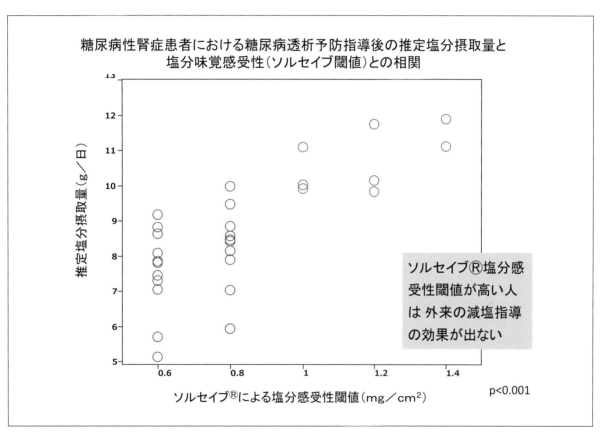

図表65　推定塩分摂取量と塩分味覚感受性（ソルセイブ閾値）との相関

11　腎症進展阻止の新たなワークフロー案

こうした新しいアウトカムがでてきたことで、糖尿病性腎症進展阻止の新たなワークフロー（案）を作ることができます。

まず、「疾病管理MAP」（第1章**図表4**参照）と ΔeGFRから腎症3期の糖尿病透析予防の優先介入患者を層別抽出します。次にソルセイブ®を使って舌の味蕾の塩分感受性評価を行い、「塩分味覚感受性良好群」（0.8以下で陽性）は、外来での糖尿病透析予防管理指導を行い、「塩分味覚感受性不良群」（1.0以上で陽性）は、在宅訪問指導を追加するという新たなワークフローです（**図表66**）。

つまり、塩分に対する感受性が高く、減塩指導が病院内の医師、看護師、管理栄養士などによって可能な患者には、通常の指導を行ないます。塩分に対する感受性が低く、病院内での指導に限界がある場合には、地域の保健師などが協力して在宅指導を行なうというものです。

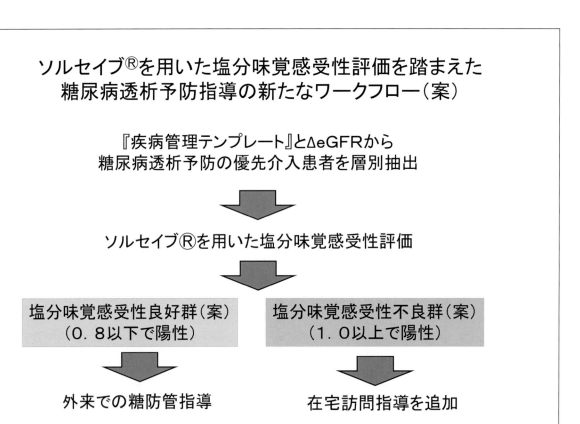

図表66　ソルセイブを用いた糖尿病透析予防指導の新たなワークフロー

12 推定塩分摂取量と塩分味覚感受性から患者群を分類する

「塩分味覚感受性の高低」と「推定塩分摂取量」をマトリックスにした図表をつくると、外来指導で十分なのか、在宅指導が必要なのかがわかります。縦軸は推定塩分摂取量（実際に摂取している塩分量）、横軸が塩分味覚感受性の高低（舌の味蕾の塩分感受性が良いか悪いか）を表しています（**図表67**）。

あらかじめソルセイブ®を使って舌の味蕾の塩分感受性を測定し、塩分感受性が敏感であるのにもかかわらず、尿検査による推定塩分摂取量が高い人は、おそらく本人の塩分感受性とは違うところで、たとえば、奥さんなどその家で料理を作る人が塩を好きで、料理に塩をたくさん使っていることが考えられます。

これとは逆に、塩分感受性が低くても、推定塩分摂取量が低い人は、本人の塩分感受性とは関係なく、その家で料理を作る人が塩分を少なくした料理を作っているからと推測することができます。

つまり、塩分感受性が高くて、推定塩分摂取量が低い患者は外来による院内指導だけで十分ということになります。しかし、それ以外の場合には在宅指導が必要になるのですが、マトリックスのどこに位置するかによって在宅指導の方法に違いが生じます。

まず、塩分感受性が高くても推定塩分摂取量が多い患者の場合には、家で料理を作る人に問題があるかどうかを確認することが大切です。

次に、塩分感受性が低くても推定塩分摂取量が低い患者の場合には、家で料理を作る人の塩分に対する感受性が良く、塩分の低い料理を作っていると考えられますが、どのような状態なのか、実際に家庭を訪問して確認していきます。

そして、塩分感受性が低くてなお推定塩分摂取量が高い患者の場合には、家の料理が塩分過多で、しかも患者本人がそれをチェックすることができないわけですから、家庭内で料理を作るのではなく、減塩弁当をとるなどの対策が必要になります。

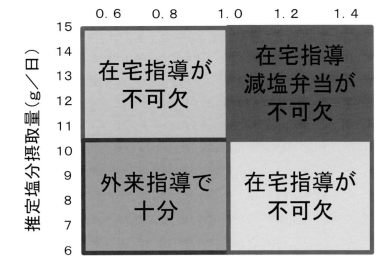

図表67 推定塩分摂取量と塩分味覚感受性閾値による4つの患者群

第5章 各職種におけるアウトカムの検証

13 病院と地域の保健師が一体となって重症化防止を

　いずれにしても、病院の看護師や管理栄養士が在宅指導をするわけにはいきません。そこで在宅指導をするのは地域の保健師ということになります。しかし、保健師は人口2万～3万人に対して10人以下しかいないという現実があります。

　たとえば、愛媛県八幡浜市では人口約3万5,000人で市立八幡浜総合病院の糖尿病患者は1,636人です。同市では実際に働ける保健師は5～6人しかおらず、個別的なアプローチは不可能です。

　疾病管理MAPにより層別化し、ΔeGFRにより5年以内に透析導入が見込まれる患者をトリアージして89名に絞っても、これらの患者をすべて保健師が在宅指導しなければならないとすると、1人の保健師が10人以上の患者を受け持たなければならず、現実的に回り切れません。

　したがって、本当に在宅指導する必要があるのかどうか患者をさらに絞り込み、透析阻止に繋げていくことが大切です。そのためには、病院の医師、看護師、管理栄養士、地域の保健師などが協力、連携し合い、「疾病管理MAP」「ΔeGFR」「塩分味覚感受性」等を共通言語として情報を共有することが必要です。

◆【コラム】治療薬と減塩の関係

　これまでは糖尿病性腎症2期、3期になると病状の進行が止められないと考えられていました。そのため、腎症の最初のステージから血糖コントロールを続けることが最適な対処法とされてきました。

　しかし、最近、新たな治療薬の開発が進み、腎症2期においてはARB（アンジオテンシンⅡ受容体拮抗薬）の投与と減塩によってアルブミンの増加が抑制され、場合によってはその消失も見られるようになっています。

　糖尿病性腎症3期では、GLP-1（グルカゴン様ペプチド-1）の投与と減塩によって、重症化の改善が可能になりました。

　しかし、GLP-1は高価かつ注射薬でありハードルは高く、すべての糖尿病性腎症の患者に投与することができません。そのため、GLP-1の投与の必要性のある患者を、ΔeGFRの指標によって実際にGLP-1を投与すべき患者をトリアージすることが必要です。

　ARBもGLP-1もその薬効発揮には減塩が不可欠です。しかし、患者の高齢化が進む中、院内指導によって減塩が可能な患者と、院内指導では限界があり、家庭における食事なども含めた在宅指導が必要な患者もいます。

　腎症患者が減塩するために、院内指導が適切か、在宅指導に追加も必要かを見分けるためには、舌の味蕾にある塩分味覚感受性のテストと推定塩分摂取量の検査による判断が効果的と思われます。

　塩分味覚感受性が低くて、推定塩分摂取量が高い患者などは院外の地域の保健師の在宅指導によって減塩に取り組むことが必要となります。患者の減塩のためには院内の看護師、管理栄養士、そして地域の保健師が一体となった取り組みが求められています。

14 ケーススタディ：行政―医療連携のアウトカム
埼玉県秩父郡皆野町の事例から病院と地域が一体となって糖尿病性腎症の重症化防止に取り組む

　埼玉県秩父郡皆野町では、行政と医療が連携し、糖尿病性腎症による透析予防に取り組んでいます。病院の「疾病管理MAP」と「KDB（国保データベース）を連動させ、医師、看護師、管理栄養士、地域の保健師などが協力し合って成果を上げています。

　糖尿病性腎症の重症化による透析導入を防止するためには、医療機関と行政がお互いに連携し合うことが必要ということから、病院が開催する勉強会に地域の保健師が参加、グループワークで情報を共有化していきました。

　患者の糖尿病性腎症に対する意識を高めるために、皆野町と町の保健師が「CKD予防指導パンフレット」を作成、また、減塩意識を高めるため、皆野町の食生活の事情を取り入れた「塩分表」なども作成するなど、懸命の努力を続けました。

　そうした取り組みのアウトカムの一例を紹介しておきます。糖尿病性腎症3期の58歳の女性患者は、ΔeGFR分析ではこのままいくと2年以内に透析導入が避けられないとされていましたが、病院と連携しながら町の保健師が指導介入した結果、透析導入時期は算定不能となり、進展阻止することができました。

　なお、皆野町の取り組みについては、データヘルス ハンドブックシリーズ1『保健師・保険者のための透析予防　行政－医療連携ハンドブック』（平井愛山、松本洋編著／日本医療企画発行）に詳しく載っています。

◆【付録】お役立ちページ

「疾患管理テンプレート」は協和発酵キリン株式会社のホームページからダウンロードすることができます。

　「疾患管理テンプレート」は、協和発酵キリン株式会社が東金病院の「疾病管理MAP」の1コンセプトに基づき、平井・松本の監修により開発したものです。協和発酵キリン株式会社のホームページからダウンロードでき、このフォーマットを使えば、省力的に患者群の層別化を図ることができます。

★ダウンロード手順

① ホームページの「医療関係者向けサイトで、会員登録していない人は「新規会員登録」を行います。

② 「診療サポート」の「Chronic Disease Management ～慢性疾患重症化予防の取り組み～」をクリックします。

③ 「Chronic Disease Management ～慢性疾患重症化予防の取り組み～」画面の「疾患管理テンプレート」をクリック。

④ 「疾患管理テンプレートダウンロードページ」が開いたら、「使用承諾書」を読み、「疾患管理テンプレート（お試しセット）ダウンロード」から「疾病管理テンプレート」をダウンロードします。

塩分味覚感受性テスター「ソルセイブ®」

　「ソルセイブ®」は、アドバンテック株式会社の製品で、舌の味蕾の塩分の感受性を測定できるろ紙です。

　減塩の参考として、みそ汁などの塩辛さに対する塩分感受性を簡単に確認できるツールです。

NOTE

NOTE

● 編著者紹介

平井愛山（ひらい・あいざん）

1949年東京都生まれ。医学博士。日本内分泌学会内分泌代謝医科専門医。1975年千葉大学医学部卒業。千葉大学医学部附属病院、国立柏病院等を経て、1996年千葉大学医学部内科学第二講座医局長に就任。1998～2014年千葉県立東金病院院長、2014～2015年千葉県病院局理事・千葉県循環器病センター理事を歴任し、2013年より一般社団法人日本慢性疾患重症化予防学会（JMAP）代表理事。

松本　洋（まつもと・ひろし）

1955年東京都生まれ。1979年慶應義塾大学法学部卒業。日本長期信用銀行、メディカル・プリンシプル社を経て、2011年より株式会社日本医療企画ヘルスケアソリューション事業部長、2013年より一般社団法人日本慢性疾患重症化予防学会（JMAP）理事・事務局長に就任、現在に至る。

一般社団法人　日本慢性疾患重症化予防学会の紹介

日本慢性疾患重症化予防学会（JMAP）は、2013（平成25）年9月に設立され、慢性疾患の重症化を予防することによって、地域の医療を守り、医療費の増加を抑え、国民皆保制度の存続につながることを最終目標としています。

患者層別化データベース（疾病管理MAP）、医師、看護師、」栄養士、コメディカルなどによる多職種による連携協働という特徴を活かして、これまでの臓器別、職種別でない、新しいスタイルの臨床エビデンスを導き出し、臨床ワークフローの再構築を目指します。

■企画・編集・制作：株式会社日本医療企画ヘルスケアソリューション事業部
▽お問い合わせ先
TEL：03-3256-2862　　　http://www.jmp.co.jp/rompas/
E-mail：healthcare-sd-order@jmp.co.jp

■EDITORIAL STAFF

編著者：平井愛山（一般社団法人日本慢性疾患重症化予防学会代表理事）
　　　　松本　洋（株式会社日本医療企画）

編集協力：有限会社オーエムツー
表紙＆本文デザイン・DTP製作：タクトシステム株式会社
表紙写真：© naka - Fotolia.com ／ yuu - Fotolia.com ／ paylessimages - Fotolia.com

データヘルス ハンドブックシリーズ２
医療─行政連携ハンドブック
〜糖尿病透析予防指導管理料算定を中心に〜

2015年8月8日　　　初版第1刷発行

企画・編集・制作	株式会社日本医療企画ヘルスケアソリューション事業部
編著者	平井愛山　　松本　洋
発行者	林　諄
発行所	株式会社日本医療企画
	〒101-0033　東京都千代田区神田岩本町4-14　神田平成ビル
	TEL. 03-3256-2861（代）　　http://www.jmp.co.jp
印刷所	大日本印刷株式会社

ⓒ Japan Medical Planning 2015, Printed in Japan
ISBN978-4-86439-400-0　C3047　　　　定価は表紙に表示しています。
本書の全部または一部の複写・複製・転訳載の一切を禁じます。これらの許諾については小社までご照会ください。

日本医療企画から新刊のご案内

データヘルス ハンドブックシリーズ 1

保健師・保険者のための透析予防
行政―医療連携ハンドブック

データヘルスの具体的な活用法から、保健師（行政）・保険者と医療機関による透析予防のための地域連携のしくみづくり、財政の大幅改善につなげた、いすみ市における成功事例のノウハウを完全解説！

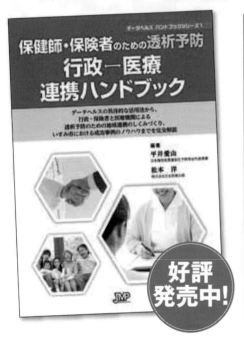

好評発売中！

目次

第1章 糖尿病性腎症の透析予防とデータヘルスの背景
第2章 KDBを活用、行政と医療が連携して地域の透析を予防する
第3章 データ分析――透析ハイリスク患者はどこにいるか
　1 地域データは、病院検査データと特定健診データの2つに大別される
　2 糖尿病の通院患者にはどれくらいの透析予備軍がいるのか
　3 特定健診受診者＆未治療群にはどれくらいの透析予備軍がいるのか　ほか
第4章 糖尿病性腎症の臨床における最新動向
　第1節 院内対応の限界
　第2節 糖尿病性腎症3期以降の重症化防止の最新知見
第5章 糖尿病性腎症2期の重症化防止の効果
　行政―医療連携の枠組みとアウトカム――埼玉県皆野町の事例より
　1 埼玉県皆野町の医療の現状
　2 行政と医療機関の連携がスタート
　3 病院の勉強会に保健師が参加し、共通指導ツールを作成　ほか
第6章 透析移行阻止で、国民健康保険への法定外繰出金が
　1億2,000万円から2,000万円に激減――千葉県いすみ市の事例より
　1 高齢化率36％、生活習慣病の多い千葉県いすみ市の概要
　2 国保財政の悪化が行政の大きな負担に
　3 市と医師会・医療機関・地域ボランティアが連携する体制が整う　ほか

- ■編著者：**平井 愛山**
  （一般社団法人日本慢性疾患重症化予防学会代表理事）
  松本 洋
  （株式会社日本医療企画）
- ■定　価：4,320円（本体価格4,000円＋税）
- ■体　裁：A4判／88ページ
- ■ISBN：978-4-86439-368-3

《編著者紹介》
平井 愛山（ひらい あいざん）
1949年東京都生まれ。医学博士。日本内分泌学会内分泌代謝医科専門医。1975年千葉大学医学部卒業。千葉大学医学部附属病院、国立柏病院等を経て、1996年千葉大学医学部内科学第二講座医局長に就任。1998～2014年千葉県立東金病院院長、2014～2015年千葉県病院局理事・千葉県循環器病センター理事を歴任し、2013年より一般社団法人日本慢性疾患重症化予防学会（JMAP）代表理事。
学会URL：http://jmap.or.jp/

本書の内容については、右記宛までご連絡ください。

■お問い合わせ先
TEL:03-3256-2862　http://www.jmp.co.jp/rompas/　E-mail:healthcare-sd-order@jmp.co.jp
松本 洋（株式会社日本医療企画）

(株)日本医療企画
〒101-0033　東京都千代田区神田岩本町4-14 神田平成ビル
☎03-3256-7495　FAX 03-3256-2865
[関東支社] ☎03-3256-2885　[関西支社] ☎06-7660-1761　[九州支社] ☎092-418-2828
[北信越支社] ☎076-231-7791　[中部支社] ☎052-209-5451　[北海道支社] ☎011-223-5125

詳しくは JMPオンラインブックストア 検索
ご注文はインターネットが便利です／全国書店でもお求めになれます

http://www.jmp.co.jp/